ADMINISTRATION DES HOSPICES ET HÔPITAUX
D'AVIGNON

LE
CANAL DE L'HÔPITAL

ÉTUDE HISTORIQUE, TECHNIQUE & LÉGALE
DOCUMENTS

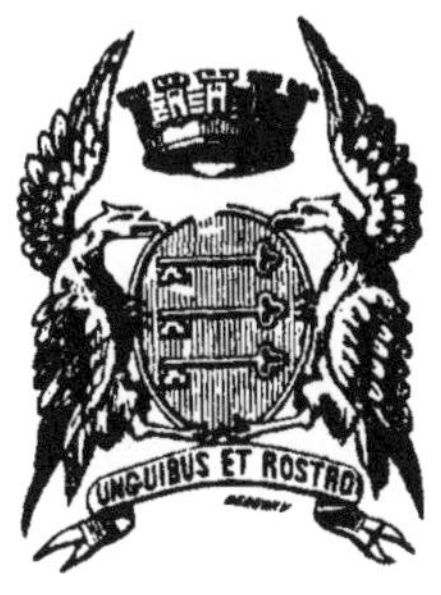

AVIGNON
FRANÇOIS SEGUIN, IMPRIMEUR-ÉDITEUR
13, rue Bouquerie, 13

1914

LE CANAL DE L'HÔPITAL

ADMINISTRATION DES HOSPICES ET HÔPITAUX
D'AVIGNON

LE
CANAL DE L'HÔPITAL

ÉTUDE HISTORIQUE, TECHNIQUE & LÉGALE
DOCUMENTS

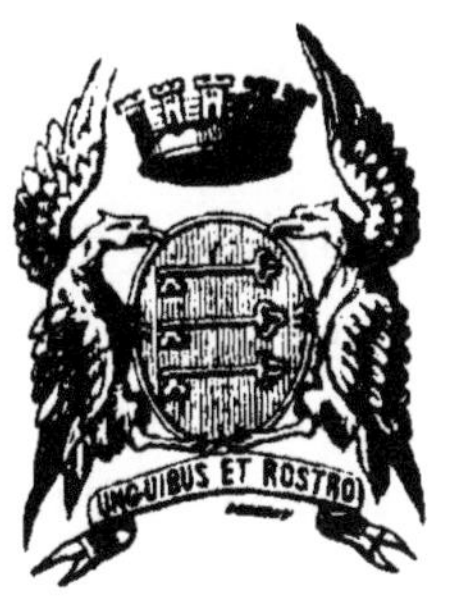

AVIGNON
FRANÇOIS SEGUIN, IMPRIMEUR-ÉDITEUR
13, rue Bouquerie, 13

1914

LE CANAL DE L'HOPITAL

En 1912

Etude historique, technique et légale.

Antériorités

A la suite de l'ouverture du Canal de Vaucluse, dont une branche traverse Avignon et dont l'établissement remonte à une date encore indéterminée, antérieure en tous cas à 1101, époque à laquelle la propriété en fut donnée au Chapitre Métropolitain par Rostang de Bérenger, notre ville fut dotée de moulins, actionnés des eaux de ce canal.

Au XIII° siècle, les emplacements de deux, au moins, de ces moulins nous sont connus : l'un, dans le voisinage du portail Matheron, moulin à blé que possédait Isnard Mourre, a depuis longtemps disparu ; un second, situé à la porte Aurouze ou Ayguière, de la première enceinte d'Avignon, et qu'il ne faut pas confondre avec la porte de la Ligne des remparts actuels, était destiné au « parage » du drap et appartenait à Pierre Ruffo ; il a depuis longtemps disparu aussi.

Enfin, le Canal de Vaucluse actionnait encore ou a actionné, plus tard, au portail Bienson, un troisième moulin qui a fonctionné jusqu'au siècle dernier.

Quoi qu'il en soit, en ces temps reculés, souvent les deux premiers moulins manquaient d'eau et, dès l'année 1213, le Conseil d'administration de la Ville d'Avignon délibérait sur les moyens de leur en amener, en l'empruntant à la Durance, au voisinage du pont de Bonpas, c'est-à-dire en un point où cette rivière domine amplement la ville.

La Durançole. Concession de 1229.

Le 29 mars 1229 (III des kalendes d'avril) et le 7 novembre de la même année (VI des ides de novembre), les Consuls concédaient à Pierre Ruffo et à Isnard Mourre, dont il vient d'être parlé. l'ouverture d'un nouveau canal, la Durançole, dérivant l'eau de la Durance, à l'amont du pont de pierres de Bonpas, construit en 1171 par les Frères Pontifes et démoli depuis, en 1472, par le Comte de Toulouse, pour amener l'eau à leurs moulins, à travers le « trou de la Calade » percé dans le rocher de Bonpas et en suivant, dans Avignon, le tracé de leur ancien béal, c'est-à-dire la direction de la Sorguette nord actuelle.

Il ne faut pas croire, du reste, que la prise en rivière ait jamais pu se trouver au droit du « trou de la Calade ». A proximité et à l'aval de ce point, on constate, en effet, que le seuil du barrage de Montillet, lequel commande tout le profil en long de la Durançole, est à l'altitude de 40 m. 61 par rapport à la mer, alors que les eaux moyennes de la Durance se tiennent à la cote 39, soit à 1 m. 61 en contre-bas de ce seuil.

Il est donc indubitable que les eaux de la Durançole lui étaient amenées de la Durance, au trou de la Calade, par une prise volante établie à l'amont de ce passage, dans les alluvions de la rivière et dominant le point dont il s'agit de 2 m. 50 à 3 m. environ. L'acte du 7 novembre 1229 mentionne, d'ailleurs, la faculté, pour Mourre et Ruffo, de remonter cette prise volante selon les besoins.

De toutes façons, ledit acte fixait invariablement et perpétuellement à quatre cannes, de 1 m. 985, soit à 7 m. 94, la largeur du canal concédé, dont moitié pour sa cunette et une « canne » pour chaque franc-bord. Il interdisait absolument aux riverains de recueillir l'eau, de la dériver de son cours au prétexte d'enclore des vignes ou des prés, jardins et autres possessions. Il interdisait aussi de puiser cette eau, si ce n'est, toutefois, et seulement « avec des seaux ! »

Le Président Benoît indique dans ses « Usages et règlements locaux d'Avignon », qu'au XVe siècle les eaux du Canal auraient néanmoins été employées aux arrosages. Il est probable que c'est bien plus tôt, car dès 1451, paraissent s'être formés les syndicats d'arrosants des « Bastidans » et des « Pradiers », les premiers pour la partie haute du Canal de la Durançole, au-dessus de Bel-Air; les seconds, pour la partie inférieure, au-dessous du même point.

D'autre part, et au-dessus encore des Bastidans, la même année 1451, les Chartreux de Bonpas, établis là depuis 1320, par autorisation du pape Jean XXII, qui leur accorda en même temps *l'usage*, mais non la *propriété* des eaux de la Durance, arrosaient leurs terres des eaux de la Durançole, achetaient à Michel de Valpergues, co-seigneur de Caumont, le moulin de Tartay et les eaux du fuyant du moulin de Caumont, qui alimentent encore la Durançole au-dessus du trou de la Calade, tout en ayant sur ce point, dans la

Durance, un exutoire éventuel constitué par deux déversoirs de surface et une vanne de décharge.

Les 4 et 21 juin 1477, le Conseil de la ville d'Avignon, ému par les doléances des teinturiers locaux, délibérait sur la convenance de renoncer aux eaux troubles de la Durance et de les remplacer, dans l'alimentation de la Durançole, par les eaux limpides de Vaucluse que l'on se proposait d'acheter au Seigneur de Châteauneuf, au fuyant de son moulin de Gadagne, et de conduire, par Vedènes, Morières, Rodolphe et Châteaublanc, dans la Durançole, au-dessus de St-Pierre, au levant des terres qui, au siècle suivant, appartinrent à la famille de Panisse, au-dessous enfin du moulin de Tartay dans son ancien emplacement, car il n'est pas douteux qu'il ait été déplacé depuis et remonté vers l'amont, comme on le verra bientôt.

Apport des eaux de Vaucluse

Le 23 juin 1477, — Guillaume Morelli, notaire, — les dites eaux étaient achetées par la Ville d'Avignon, de M. de Simiane, seigneur de Châteauneuf.

Le 25 juillet suivant, opposition était faite à cette vente par le Chapitre métropolitain, propriétaire du Canal de Vaucluse, dont on allait ainsi détourner une partie des eaux.

La Ville passait outre et la nouvelle dérivation ou « Canal neuf » était commencée bientôt, prenant son origine à un endroit du fuyant du moulin de Gadagne appelé « Le Martinet », à deux cents pas environ au-dessous de la grange de M. de Tulle, et était achevée en 1488, époque à laquelle le trou de la Calade était « bouché », selon délibération du 16 juillet de ladite année, incomplètement sans doute, pour ménager les arrosages des Chartreux.

Le 21 mars 1489, la Ville transigeait avec le Chapitre métropolitain ; il était convenu que la première servirait désormais au second, de ce chef, une rente annuelle de 20 florins représentant le capital de 400 florins, auquel avait été évaluée, d'un commun accord, la perte éprouvée par le Chapitre.

Le 21 juin 1546, — Mᵉ Henrici, notaire, — la Ville achetait, d'un sieur de Guilhermi, pour le compte de l'hôpital Ste-Marthe, le moulin dit de la « Folie » et son artifice mû par les eaux de la Durançole, alimentée comme il vient d'être dit.

Concession de 1547 aux Chartreux

Cependant diverses réclamations s'étant produites au sujet de cette alimentation, notamment le 26 juin 1546, et les Chartreux se plaignant que leur moulin manquait d'eau, les Consuls leur accordaient, le 15 avril 1547, la permission de rétablir l'ancienne prise d'eau en Durance et de rouvrir le trou de la Calade, pour le service de leur moulin de Tartay, sous la réserve expresse que les eaux troubles de la rivière ne vinssent jamais se mélanger aux eaux claires de Vaucluse amenées en ville *et fussent rejetées en Durance.*

Le même jour, — Jean Fabry, notaire, — les Chartreux achetaient des propriétaires intéressés, MM. de Panisse, Le Simple, de Guilhermi et de Tartulle, les terrains nécessaires à la création du fuyant spécial imposé par la nouvelle concession et ce, moyennant le droit concédé aux vendeurs d'arroser gratuitement et à perpétuité leurs terres, des eaux de ce fuyant, cinq jours sur les sept de la semaine, savoir :

Jean de Guilhermi, le lundi ;

Joseph de Panisse, le mardi ;

Les frères Le Simple, le mercredi ;

Mannault de Guilhermi, le jeudi ;

Et Nicolas de Tartulle, le vendredi ;

Le samedi et le dimanche étaient réservés aux Chartreux et à leur voisin immédiat, Allibert.

Le déplacement du moulin devait nécessairement résulter de cette combinaison ; le simple examen du plan des lieux l'établit, car, de l'aval du débouché du canal neuf dans la Durançole où se trouvait alors ce moulin, il devait nécessairement être transporté à l'origine du nouveau fuyant.

Le volume d'eau concédé pour les arrosages Panisse, Le Simple, de Guilhermi et de Tartulle, est, bien entendu, indéterminé dans l'acte Fabry, mais il est évident que ces propriétaires pouvaient disposer, chacun leur jour, de la totalité des eaux passant par le moulin. soit dans ses vannes motrices, soit dans son coup-perdu, puisque la Durançole inférieure ne devait recevoir aucune partie de ces eaux.

Or, le moulin, qui disposait d'une chute de 3^{m}80, était à deux tournants, actionnés par des « rouets volants » dont le rendement est de 25 p. %.

La puissance effective nécessaire au jeu de chaque tournant est de quatre chevaux.

Le moulin avait donc été outillé pour l'utilisation d'une quantité maxima de $\dfrac{2 \times 4 \times 75 \times 100}{3.80 \times 25}$, soit

630 litres d'eau par seconde et à raison d'un écoulement

constant de un litre à l'hectare ; les arrosages concédés cinq sur sept jours de chaque semaine auraient pu s'étendre à $\frac{630 \times 5}{7}$, soit 450 hectares.

C'est au moins le double de ce que possédaient les propriétaires intéressés et le quadruple de ce que sont aujourd'hui les arrosages du fuyant. Aussi, aucun de ces propriétaires ne s'émut-il lorsque bientôt, comme on va le voir, ce volume d'eau diminua de moitié.

Retour aux eaux de la Durance

Les deux actes de 1547 avaient reçu leur pleine exécution ; mais dès 1566 et à raison des inconvénients qu'il présentait pour les riverains dont les terres étaient fréquemment inondées, le « Canal neuf » fut fermé ; ses vestiges se voient encore au nord et au sud de la gare de Morières, établie à cheval sur son emplacement. La Ville d'Avignon renonça aux eaux de Vaucluse amenées par ce canal, dénonça la convention de 1489 avec le Chapitre, ne paya plus à celui-ci la rente de vingt florins convenue, et la situation redevint bientôt ce qu'elle était avant 1477, à cette différence près qu'aux Chartreux, aux Bastidans et aux Pradiers de 1451, était venue se joindre une nouvelle catégorie d'arrosants : les usagers du fuyant, qui durent, nécessairement, partager les eaux dont on disposait dès lors avec les intéressés de la Durançole inférieure, raccordée *d'autorité*, par une « voie de fait » de l'Hôpital, disent les documents de l'époque, au Canal des Chartreux, à l'amont du moulin de Tartay, voie de fait qui fut l'origine du procès engagé en 1597 et solutionné par la transaction de 1601 dont il va être parlé.

Les arrosants du fuyant ne prirent part ni au procès, ni à la transaction : sans aucun doute ils avaient assez des 315 litres que leur réservait le jeu du moulin de Tartay, réduit, par la force des choses, comme toutes les usines similaires, à faire fonctionner une seule de ses deux paires de meules, tandis que l'autre était en repiquage ou en réparation et qui, dès lors, pouvait se contenter, lui aussi, de ce débit réduit.

Quoi qu'il en fût, le 30 août 1601, à la suite du procès dont il vient d'être parlé, intervenait, entre l'Hôpital, les Chartreux, les Bastidans et les Pradiers, une transaction réglant leurs droits respectifs sur le Canal de la Durançole, tel qu'il était alors constitué.

Aux termes de cette transaction, les deux tiers des dépenses d'entretien de la prise du dit canal étaient à la charge des Hospices et un tiers à la charge des Chartreux. Cette clause, qui subsiste encore et établit l'inanité des prétentions des successeurs des Chartreux, quand ils se prétendent seuls propriétaires de la partie supérieure du Canal et des eaux qui y coulent, a été appliquée encore il y a onze ans : on trouve, en effet, dans la comptabilité de l'Hôpital un état d'encaissement de la somme de 200 fr. payée le 10 juin 1901, par M. Othon de Bienenwald, syndic, à cette époque, de l'Association de ces successeurs, pour réfection de la vanne du trou de la Calade, réfection qui avait coûté 600 francs, et ce, en vertu de la transaction de 1601.

Le 11 janvier 1626, l'Hôpital — et non les Chartreux — obtenait d'ailleurs de M. de Seytres, seigneur de Caumont, propriétaire des Iscles et atterrissements de la Durance, au-dessus du trou de la Calade, la permission de remonter la prise volante du Canal jusqu'à la hauteur de l'église de Saint-Symphorien, hors des remparts de

Caumont, et cette autorisation faisait, le 26 mars 1695, l'objet d'une nouvelle convention entre l'Hôpital, les Chartreux, les Consuls d'Avignon, les Bastidans et les Pradiers, convention stipulant, entre autres clauses, une augmentation de la taxe d'arrosage.

Fin avril 1623, un concordat intervenait entre le Pape et le Roi de France pour maintenir la Ville d'Avignon dans le droit de dériver les eaux de la Durance, et le 11 juin 1663, le Légat d'Avignon réglementait les eaux de la Durançole.

Les 28 juin 1701 et 14 mai 1708, nouvelles réglementations des eaux de la Durançole par le Vice-Légat. Dans cette dernière ordonnance, la première et la troisième semaine étaient attribuées aux Moulins, la deuxième aux Bastidans et la quatrième aux Pradiers ; il faut entendre du moins ce qui restait d'eau dans la Durançole, puisque cinq jours sur sept, le moulin de Tartay et son fuyant appauvrissaient le cours d'eau principal de la moitié de sa portée, on l'a vu déjà.

Les arrosants, Bastidans comme Pradiers, trouvaient, à juste titre, insuffisante une irrigation qu'ils ne pouvaient exercer qu'une fois par mois.

Le 16 septembre 1718, M. de Seytres-Caumont accordait une nouvelle autorisation de remonter encore la prise d'eau en Durance.

Le 14 avril 1757, M. de Seytres s'engageait envers les Chartreux, *toutes réserves faites des droits de leurs co-intéressés,* à laisser couler les eaux du fuyant du moulin de Caumont dans la Durançole, engagement déjà pris, on l'a vu, par l'un de ses auteurs, Michel de Valpergues, dès 1451.

En 1765, discussions entre les Consuls et l'Hôpital, se disputant le droit d'accorder des concessions d'arrosage des eaux de la Durançole, et le 23 avril 1776, subrogation absolue de l'Hôpital de Sainte-Marthe à tous les droits de la Ville sur le Canal de la Durançole, au titre du chirographe papal du 25 août 1759.

Nouvelle prise en Durance

Dès 1761, douze citoyens d'Avignon, intéressés aux arrosages de son terroir oriental, projetaient de créer une nouvelle prise en Durance, à l'aval de Bonpas, et y étaient autorisés par les Consuls, le 4 septembre de ladite année. Ils vendaient cette concession à M. le Duc de Crillon le 16 janvier 1775.

Un an plus tard, le 16 janvier 1776, la Ville rachetait partiellement cette concession à la maison de Crillon.

Le 25 mai de la même année 1776, l'Hôpital s'entendait avec les Bastidans et Pradiers et sur l'établissement d'une nouvelle prise en Durance et sur une nouvelle réglementation des arrosages. Cette transaction était ratifiée par une ordonnance du Vice-Légat Giovio en date du 27 septembre 1776, partiellement encore en vigueur aujourd'hui.

Il y est stipulé que les eaux ne pourront servir à d'autres usages que l'arrosage des fonds, à l'exclusion de tous arrosages d'agrément. La largeur intangible de quatre cannes pour le canal et ses francs-bords y est de nouveau spécifiée ; il est imposé aux Hospices de tenir dans le Canal le volume d'eau nécessaire : 1° pour l'arrosage des propriétés riveraines ; 2° pour le jeu des moulins de la Folie et de la Patience ; 3° pour l'assainissement des Sorguettes dans l'intérieur de la ville, *ces trois objets devant être servis continuellement avec le même privilège,* c'est-à-dire avec des quantités d'eau égales.

La nouvelle prise était enfin terminée en 1787.

Période révolutionnaire

Le 18 floréal an VI, un arrêté du Directoire du département ordonnait l'exécution des anciens règlements relatifs à la Durançole, et le 20 nivôse an VIII, un autre arrêté prescrivait l'exécution de la transaction de 1601.

Il n'en est pas moins que, dans la tourmente, l'ancienne prise en rivière de Caumont avait disparu ; que les riverains s'en étaient partagé les terrains ; que la Durançole supérieure était désormais alimentée des seules eaux du moulin de Caumont ; qu'au lieu des 5 hectares d'arrosage primitifs des Chartreux, leurs successeurs en arrosaient le triple et arrosent aujourd'hui 73 hectares ; que les syndicats des Bastidans et Pradiers disparaissaient jusqu'à 1807 ; que, reprenant alors une existence éphémère, ils cherchaient à se reconstituer légalement en 1863 et que, n'y ayant pas été autorisés, ils cessèrent définitivement d'exister à cette époque.

Période moderne

Sont à signaler, postérieurement à la Révolution :

Le 23 avril 1807, un arrêté préfectoral ordonnant le repurgement de la Durançole et tentant la reconstitution des Bastidans et des Pradiers.

Le 11 juillet 1832, l'acte par lequel les Recteurs de l'Hôpital prennent à leur charge, moyennant un supplément de 0,10 par éminée (1.20 par hectare) arrosée, le repurgement du Canal depuis la nouvelle prise jusqu'à la porte Saint-Lazare ; l'ancienne Durançole au-dessus de Bel-Air n'est pas comprise dans cette transaction et le repurgement y est toujours fait à moitié frais avec les anciens Bastidans. Cette transaction a été approuvée en Conseil d'Etat le 28 mars 1833, et annexée à l'ordonnance royale du 22 avril de la même année.

Le 10 Octobre 1836, — Pons neveu, notaire, — un traité intervenait entre les Recteurs de l'Hôpital, le Canal Crillon, Mme Rose Blézimand, Mme Veuve Omont (aujourd'hui Florent-Poirson), Félix Carpentras (aujourd'hui de Bouchony), Pamard, etc., au sujet de l'arrosage des propriétés de ces derniers par les eaux de la filiole de la Croix-d'Or, au lieu et place des eaux du Canal de l'Hôpital et de celles du fuyant de Tartay, arrangement qui, malheureusement, n'est pas sorti à effet.

Le 15 septembre 1852, un arrêté préfectoral portait réglement de la Durançole.

Le 6 décembre 1852, enfin, un arrêt de la Cour de Nimes confirmait les droits de l'Hôpital sur les eaux de la Durançole et ce, aux droits du moulin de la Folie.

Etc...

Avant de continuer ce travail, on doit indiquer ici les sources auxquelles il a été puisé : Archives de l'Hôpital, Archives départementales, ouvrage de Barral, Éclaircissements de Cairanne (29 décembre 1808), Précis d'Estratat pour les acquéreurs des ci-devant Chartreux de Bonpas contre la Commission administrative des Hospices (sans nom d'imprimeur ni date, paraît remonter à 1808 ou 1809).

On doit remercier aussi, de son obligeance, M. Poirson-Florent, lequel a bien voulu communiquer la

nomenclature de tous les actes recueillis par son beau-
père M. Florent et donner même la copie de quelques-
uns qui manquaient aux collections de l'Hôpital.

Description de la Durançole
et du Canal actuels

De nos-jours, la Durançole et le Canal de l'Hôpital
proprement dit sont constitués comme suit :

1° A l'origine et sur 2.700 mètres environ de longueur, le canal collecteur des eaux motrices et des
décharges du moulin de Caumont, réunies à la Fourcadure. Ce canal côtoie un moment et domine la
Durance, sur laquelle il est pourvu de deux déversoirs
de surface réglant son débit et d'une vanne de décharge,
traverse la route départementale n° 3 d'Avignon à
Mirabeau sous le « trou de la Calade », et se développe
jusqu'au moulin de Tartay dont la chute, on l'a vu,
est de 3 m 80.

Appartiennent à ce moulin, à son fuyant, comme à la
Durançole, les colatures de la partie basse des territoires
de Caumont, le Thor, L'Isle, Cavaillon, recueillies par
le Petit-Mourgon, la Mayre des Jourdans, etc., les
colatures du Canal Saint-Julien et des dérivations
diverses des Iscles de la Durance.

Le volume d'eau passant au moulin de Caumont et
alimentant par conséquent la Durançole est très irrégulier ; il dépend pour la plus grande partie des
arrosages supérieurs et peut varier de 400 litres-seconde
en hiver à un mètre cube ou à zéro en été. Ces varia-
tions se produisent d'ailleurs très rapidement l'été, et
l'on voit, alors, le débit diminuer ou augmenter de
moitié en quelques heures.

2° A l'aval, et laissant de côté le moulin de Tartay, la Durançole que l'on peut appeler « des Bastidans » se continue, sur 4.000 mètres environ, jusqu'à Bel-Air, sous Montdevergues, appauvrie du volume d'eau abandonné au dit moulin et à son fuyant.

3° Au dessous du moulin, mais dans une autre direction et sur un parcours de 3300 mètres environ, le nouveau fuyant, ouvert en conformité des actes du 15 avril 1547, roule les eaux passant par le moulin.

4° Se détachant de la rive droite de la Durance, à 3 kil. 500, à l'aval du pont de Bonpas, sur 2.400 mètres euviron de longueur et jusqu'à Bel-Air, où elle rejoint l'ancienne Durançole, se développe la nouvelle prise de 1776-1787, dont la dotation est de 2000 litres.

Le fuyant de 1547 avait d'ailleurs été quelque peu déplacé à sa partie inférieure, pour l'exécution de la nouvelle prise qu'il longe et domine aujourd'hui dans cette partie, et dont il n'est séparé que par une berge commune jusqu'au domaine de la Seignone appartenant aux Hospices ; suivant enfin la limite des propriétés de Manault de Guilhermi et de Nicolas de Tartulle, ce fuyant allait autrefois se jeter dans la Durance ; mais cet écoulement a disparu et le fuyant se décharge aujourd'hui dans le Canal par un vannage placé à l'origine du fossé de la Seignone.

5° De Bel-Air à Avignon, sur 7500 mètres environ de parcours, l'ancienne Durançole des Pradiers, aménagée, au XVIIIe siècle, pour recevoir l'ensemble des eaux que devaient leur amener les trois branches supérieures, constitue la dernière partie du canal.

Usines

Le Canal de l'Hôpital dispose de chutes sur lesquelles sont installées quelques usines :

Sur la première section, Durançole des Chartreux, si l'on veut, ne se trouvent, à l'aval du trou de la Calade, que la roue de Montillet et le moulin de Tartay.

La roue de Montillet est établie sur une courte dérivation du canal et dans des conditions fâcheuses, car, pour la faire fonctionner, il faut barrer le cours de l'eau et en relever le niveau d'environ un mètre, ce qui peut avoir pour conséquence d'en faire échapper une partie en Durance par les deux déversoirs de surface dont il a été question déjà, et de diminuer d'autant, quand cette roue fonctionne, le volume d'eau arrivant aux usagers inférieurs.

Le moulin de Tartay, on l'a vu déjà, prend l'eau latéralement au canal et ne l'y rend pas, l'envoyant dans une autre direction par le fuyant de 1547. Ce moulin, ainsi qu'il a été dit aussi, comportait deux tournants ; il a une chute de $3^m 80$ et, pour une seule paire de meules, nécessitait une dépense d'eau de 315 litres-seconde ; il est à peu près abandonné aujourd'hui, l'une de ses vannes motrices est fermée et même murée, l'autre, en manvais état, laisse passer l'eau d'alimentation du fuyant.

Sur la Durançole des anciens Bastidans, non plus que sur le fuyant de Tartay, on ne trouve aucun artifice mécanique. Il en est de même sur la partie du canal faisant suite à la prise de 1787 jusqu'à Bel-Air.

Sur l'ancienne Durançole des Pradiers, enfin, on rencontre les chutes et usines énumérées ci-après :

1° Asile de Montdevergues (concession Boyer, délibération de la Commission administrative des 9 et 20 septembre 1833. - Décret du 18 février 1834. Acte notarié du 31 mai 1834). Chute : 0^m 50.

2° Usine Capdevila (concession Chandon, mêmes actes). Chute : 1^m 50.

3° Usine Pernod (concession Foulc. Acte du 12 août 1833). Chute : 1^m 90.

4° Usine Bourelly ou de Saint-Ange (concessions de Commines, de Roussas. 19 brumaire an XIII. Transaction du 3 octobre 1832). Chute : 1^m 70.

5° Moulin de la Folie, acheté en 1546 à de Guilhermi pour l'Hôpital. Chute : 3^m 08.

6° Moulin de la Patience et anciennement moulin de la Providence, appartenant aux Hospices. Chute : 2^m 75. Construit à deux tournants, en vertu d'une délibération du 31 janvier 1691, pour parer à l'insuffisance du moulin de la Folie et aux retards préjudiciables qui en résultaient pour la mouture des grains.

Il serait d'un intérêt capital, aujourd'hui, si un régime normal était enfin établi dans le canal, d'équiper électriquement la chute de la Folie et de transmettre l'énergie développée, soit environ 22 chevaux utiles, au moulin de la Patience insuffisamment armé pour ses propres appareils.

7° L'usine Quioc, scierie qui terminait la série, disposait d'une chute de 1^m 36 et se trouvait aux bords du Rhône, à l'issue de la Durançole et en un point où celle-ci est grossie, aujourd'hui, des eaux de la roubine de

Morières. Cette usine a disparu depuis longtemps et, à raison des fréquentes crues du Rhône qui la faisaient « gaffer », il n'y aurait aucun intérêt à la rétablir.

Toutes ces usines sont ou étaient à « cheval » sur le canal, et toutes lui rendent immédiatement les eaux.

Aucun débit n'est, bien entendu, garanti à ces usines ; mais on sait et on verra tout à l'heure comment, au siècle dernier, le moulin de la Patience était agencé pour utiliser 712 litres d'eau par seconde, ce qui permet de déterminer la portée du canal : en effet, et en vertu de la transaction de 1776, la Patience avait droit au tiers des eaux de ce canal, c'est donc qu'on comptait sur un volume total de 712×3, soit 2.136 litres, mesurés au-dessous de Bel-Air, c'est-à-dire de 712×2, soit 1 424 litres mesurés à Saint-Lazare, arrosages servis et ce, à l'amont de la martellière dite du « Moulin des Morts », c'est-à-dire de l'origine des Sorguettes (1).

Il n'est pas inutile de faire remarquer qu'à elle seule, la prise de 1787 devait normalement fournir 2.000 litres et qu'il restait seulement un appoint de 136 litres à demander aux eaux de Caumont.

On sait que la portée d'eau du canal à Saint-Lazare est cependant loin d'atteindre 1.424 litres, c'est donc que l'installation du moulin de la Patience, encore inconsidérément accrue au courant des cinquante dernières années, avait été conçue trop largement, ou plutôt

---

(1) Martellière du Moulin des Morts : appellation populaire de la vanne du rempart sous laquelle la branche principale des Sorguettes pénètre en Ville, après s'être détachée de la Durançole à l'amont du moulin de la Patience. On ne retrouve aucune trace d'un moulin de ce nom à l'intérieur d'Avignon, et s'il n'est pas dû au voisinage d'un ancien cimetière, aujourd'hui disparu, on peut se demander s'il n'est pas une simple déformation de « Moulin des Mourre ».

que le volume des eaux affluentes n'est pas ce qu'il
devrait être, et on établira plus loin pourquoi.

C'est ici le moment de parler d'une usine qui n'est
pas située sur le Canal de l'Hôpital, mais qui influence
cependant son débit : c'est l'aiguiserie de sabres de
1792, l'ancienne trituration de M. Ch. Deville, aujour-
d'hui propriété de M. Palun, et dans laquelle se trouve
actuellement installée la scierie de marbres de M. Joseph
Doutavès, à côté du moulin de la Patience.

Par suite d'une décision datant de la période révolu-
tionnaire et régularisée par une transaction du 16 novembre 1832, la Commission administrative des Hospices avait concédé à cette usine, l'excédant des eaux,
inutiles au jeu de son moulin de la Patience.

Or, et à la suite d'une action judiciaire engagée en
1873 par M. Ch. Deville contre les Hospices, un rapport
d'experts du 28 avril 1875 a établi que les installations
du moulin de la Patience *ne pouvaient utiliser*, en 1832,
que 712 litres d'eau, — c'est le chiffre indiqué ci-dessus.

Arrosages

Il y a lieu d'énumérer maintenant les arrosages des
cinq sections du Canal décrites précédemment.

En ce qui concerne la première, c'est-à-dire le canal
d'amenée des eaux du moulin de Caumont à celui de
Tartay, Durançole des Chartreux, si l'on veut, a-t-il été
dit, les ayants-droit de ces derniers, constitués aujour-
d'hui en association particulière, arrosent à eux seuls,
au nombre de 21, une surface globale de 73 hectares
45 ares, on verra plus loin dans quelles conditions
techniques.

Ces arrosages sont gratuits et l'association entretient le canal. Elle doit à l'Hôpital, en vertu de la transaction de 1601, le tiers des dépenses faites à la prise d'eau : il a été indiqué plus haut un exemple de l'application de cette règle, exemple remontant à une époque récente, 1901.

Le premier d'entre les arrosants, M. de Montillet, propriétaire de l'ancienne « Chartreuse », a ses terres immédiatement à l'aval du trou de la Calade et possède, au même point, une roue hydraulique élévatoire mue par les eaux du canal et sur les inconvénients de laquelle il a été insisté déjà.

Sur la seconde section, c'est-à-dire sur la Durançole des Bastidans, au-dessous de Tartay et au-dessus de Bel-Air, 33 parcelles s'arrosent, plus ou moins bien, plus ou moins facilement, mais gratuitement, sans que l'on sache exactement à quel titre. Ces parcelles forment ensemble une superficie de 145 hectares et paient, de cinq en cinq années, à l'Hôpital, qui entretient le Canal, une taxe spéciale à cet effet.

Sur la troisième section, c'est-à-dire sur le fuyant de 1547, l'arrosage est gratuit. Il s'exerce sur 35 parcelles, mesurant ensemble 102 hectares, dont, à la partie inférieure, 43 hectares 71 ares proviennent partiellement de l'ancien domaine Islan, sur les droits duquel il sera revenu plus loin, mais arrosent du fuyant, aux droits de Nicolas de Tartulle, l'un des quatre vendeurs de 1547, savoir :

Florent.	4 h. 84	
De Bouchony. . . .	15 h. 12	
La Seignonne . . .	23 h. 75	
Total égal. . .	43 h. 71	43 h. 71

Report. . . . .   43 h. 71

plus 11 h. 20 du domaine de Cairanne n'ont
le droit d'utiliser que les eaux perdues du
fuyant, mais n'en arrosent pas moins, en
fait, ci. . . . .   11 h. 20

Ensemble. . . . . .   54 h. 91

L'entretien du fuyant est effectué, sans contrôle, par
les intéressés : autant dire qu'il est à peu près abandonné.

Il est à noter d'ailleurs qu'aux termes de l'acte Fabry,
du 15 avril 1547, les domaines de la Grande-Castelette,
de la Grande-Bastide de Montdevergues et des Pères de
l'Oratoire, appartenant alors à Nicolas de Tartulle,
aujourd'hui partagés entre MM. Geoffroy, Pamard. Poirson-Florent et autres, ensemble 84 hectares 20, pourraient, eux aussi, revendiquer l'arrosage du fuyant si
son insuffisante portée d'eau et la brièveté du temps
départi à leur auteur Tartulle ne le leur interdisaient.

La quatrième section est constituée par la « nouvelle
prise » de l'Hôpital, qui, aux termes de la loi du
11 juillet 1907 et du règlement d'administration
publique du 14 août 1908, a droit à quatorze voix pour
la nomination des membres de la Commission exécutive
de la Durance (section de Vaucluse) et se trouve dotée,
on l'a dit déjà, de deux mètres cubes d'eau par seconde.

A 1.500 mètres environ de son origine, cette section
reçoit, comme il vient d'être dit, la décharge des eaux
du fuyant de Tartay, traverse la route nationale n° 7
de Paris à Antibes, et vient rejoindre, à Bel-Air, sous
Montdevergues, l'ancienne Durançole, on l'a dit également.

Dans le cas, et il n'est que trop fréquent, où il n'y a pas d'eau dans le fuyant, la section dont on s'occupe ici doit assurer l'irrigation de l'ancien domaine Islan, on verra plus loin pourquoi et comment, c'est-à-dire donner l'eau gratuitement aux 19 hectares 96 des terres Florent et de Bouchony, à titre gracieux aux 23 hectares 75 de la Seignone, propriété de l'Hôpital, et enfin, au prix de 14 fr. 40 l'hectare, aux terres de M. le général Pamard, de M. Geoffroy, etc., soit à 84 hectares 20 ares encore.

On y parvient, en ce qui concerne le premier lot, par un barrage que constitue à 1.500 mètres environ de la prise, une vanne transversale dite « Vanne Islan », et en ce qui concerne le deuxième lot, par un barrage dit de « Cantarel » et qui s'effectue immédiatement après la traversée de la route 7. On verra bientôt à quel prix !

Enfin et du deuxième barrage à Bel-Air, une unique martellière, commune à plusieurs propriétaires, notamment à ceux de la Durette et de Fresquières, permet l'irrigation de 126 hectares 22 qui, sauf exceptions motivées, paient l'eau 2 francs par éminée ou 24 francs par hectare.

L'entretien de ce tronçon est à la charge de la Commission des Hospices.

Reste la cinquième section, c'est-à-dire la Durançole des Pradiers, sur laquelle, jusqu'au moulin de la Patience et par 40 martellières, on peut arroser 500 hectares, si le cours de l'eau n'est pas intercepté comme il arrive trop souvent et comme il va être dit. L'entretien de cette partie du canal est également assuré par l'Hôpital. Ces anciens Pradiers paient l'arrosage 14 fr. 40 l'hectare, plus une part de l'entretien. Les nouveaux arrosants paient, en général, 24 francs l'hectare, sauf concessions gratuites anciennes.

En résumé, et sur les cinq sections du canal, les arrosages s'étendent, savoir :

Chez les Chartreux, à	73 h. 45
Chez les anciens Bastidans, à.	145 —
Par le fuyant, à	102 —
Ensemble, par les eaux de Caumont, à . .	320 h. 45
Par la nouvelle prise, à	210 — 44
Chez les Pradiers, à	500 —
Ensemble, pour les eaux de la Durance. .	710 h. 44
Total	1.030 h. 99,

nécessitant, à raison de un litre par seconde et par hectare, quantité largement suffisante, étant donné la nature des cultures comme celle des terrains, et ainsi que l'établit péremptoirement l'expérience du Canal de Carpentras, un volume-seconde de . . . . 1.030 l. 99 auquel il faut ajouter :

1° La quantité d'eau nécessaire au moulin de la Patience à Avignon, établie judiciairement, on l'a vu plus haut, à . . . . 712 l.

2° Un égal volume nécessaire à l'avivage des Sorguettes, ci . . . . 712 l.

Soit au total . . . . . . 2.454 l. 99

portée indispensable au canal, selon la transaction de 1776.

Or, la dotation de la prise en Durance est de . . . . 2.000 lit.

et le débit des eaux du moulin de Caumont n'est guère inférieur, l'été, à . . . . 500 lit.

Ensemble . . . . . . 2.500 lit.

En conséquence, et hors le cas de pénurie d'eau en Durance, le débit du canal est tel que tous ses services devraient être largement assurés.

On sait qu'il n'en est rien et que le moulin de la Patience manque d'eau, le plus souvent en été, malgré l'extrême discrétion que met la Ville à user de ses droits en ce qui concerne l'avivage des Sorguettes.

En temps de pénurie même, où la Commission exécutive de la Durance refuse toute quantité d'eau destinée aux usages industriels, le Canal est autorisé à puiser en rivière au moins 1.000 litres d'eau qui, laissant de côté les arrosages anciens des Chartreux, des Bastidans et du fuyant, assurés par les eaux du moulin de Caumont, devraient, à leur tour, suffire pour les besoins des ayants-droit d'Islan et pour ceux de la Durançole des Pradiers, ensemble 765 hectares 35 d'arrosages.

Il n'en est rien non plus et il va être indiqué pourquoi.

Causes de troubles dans le régime normal du Canal

Ces causes sont nombreuses et en les analysant on trouve :

En ce qui concerne la Durançole des Chartreux :

1° Le remous occasionné par la roue de Montillet et sur lequel on s'est déjà expliqué ci-dessus ;

2° L'abus fait, par certains, de la vanne transversale dite de « Tartay » ou vanne « Perrot » au-dessus du moulin, abus qui sera examiné plus loin en détail.

En ce qui concerne la Durançole des Bastidans, la présence de neuf vannes tranversales, utiles, peut-être, pour sectionner les arrosages, mais à la condition que l'usage en soit ordonné par un règlement qui n'existe pas et que les Hospices seraient d'ailleurs impuissants à faire respecter dans l'état de choses actuel.

En ce qui concerne le fuyant et le fonctionnement irrégulier du moulin de Tartay, la non réglementation du moulin et l'abandon dans lequel sont laissés ses ouvrages et ses dégagements.

En ce qui concerne la nouvelle prise, l'action de la vanne Islan et du barrage de Cantarel (Pamard, Geoffroy, etc.), sur lesquels il va être revenu.

A ces causes spéciales, il vient s'en joindre de générales :

1° Les difficultés de la prise en Durance ;

2° La banalité de certaines martellières, de la manœuvre desquelles plusieurs sont chargés et dont, conséquemment, personne n'est responsable, — la licence qui, dès lors, préside à leur ouverture comme à leur occlusion ;

3° Le défaut de réglementation des arrosages, chacun ayant ou se croyant le droit de prendre l'eau quand il veut, comme il lui convient, et même de la gaspiller en la laissant se perdre et inonder les chemins ;

4° Enfin, l'incohérence des perceptions dans les diverses parties du canal, soit en ce qui concerne les taxes d'arrosages, soit en ce qui concerne les frais d'entretien.

Quelques-uns des points énumérés ci-dessus ont été examinés déjà dans l'étude qui précède, il y a lieu de revenir et d'insister sur les autres.

Vanne Perrot ou de Tartay

La vanne Perrot barre la Durançole des Chartreux à 700 mètres environ en aval du trou de la Calade et à 500 mètres à l'amont du moulin de Tartay, pour faire refluer dans les martellières latérales, situées au-dessus, les eaux nécessaires à l'irrigation d'une partie de l'ancien domaine des religieux.

Ceux-ci arrosaient 60 éminées, soit 5 hectares de terre ; avec ou sans droits, il n'y a pas lieu de le rechercher ici, cet arrosage gratuit, il ne faut pas l'oublier, a été étendu à 73 hectares. Pour agrandir encore cette surface, fût-ce à contre-pente, si ce n'est même par pure morosité, certains relèvent encore le niveau de l'eau, à cette vanne, en y ajoutant, en permanence, et pendant une durée qui, au cours des chaleurs de 1906, n'a pas été moindre de deux mois, une hausse de quatre-vingts centimètres *(0.80)*.

Pendant ces périodes, le moulin de Tartay et son fuyant d'une part, la Durançole des Bastidans de l'autre, intéressés pour des surfaces arrosées atteignant ensemble 250 hectares, ne reçoivent plus d'eau que celle passant par les interstices de la vanne Perrot, ou bien encore revenant à la Durançole par les colatures des terrains ainsi noyés, sur lesquels on tente indûment, de la sorte, le relèvement des eaux dont la plus grande partie est gaspillée en pure perte, se perd dans les graviers arides. va inonder la route 7 et les chemins voisins, ou retourne à la Durance.

Les coupables s'excusent en disant que leurs terrains se sont relevés, ce qui est au moins douteux, non de 0,80 en tout cas, prétexte inadmissible, d'ailleurs, pour les tiers.

Vanne Islan

La vanne Islan est située transversalement, on l'a dit déjà, à 1500^m à l'aval de la nouvelle prise en Durance ; abaissée, elle barre entièrement le canal qui fait suite à cette prise et doit normalement porter 2000 litres à la seconde.

En cédant sur ce point, au XVIIIe siècle, les terrains nécessaires à l'ouverture du dit canal, terrains qui s'arrosaient, jusque-là, soit des eaux de la Durançole, soit des eaux du fuyant de Tartay, le chanoine Islan s'était réservé la faculté de le faire aussi, avec abondance et facilité, des eaux de la nouvelle prise elle-même.

Or, la plus grande partie des propriétés d'Islan dominant le niveau du canal, dominé lui-même d'environ un mètre par le fuyant, cette clause léonine, absurde, et qui n'eût dû jamais être acceptée, nécessitait l'arrêt et le reflux des eaux : de là l'établissement de la vanne dont on s'occupe ici et qui mesure 1^m,55 de haut sur 3^m,95, largeur du canal.

Une expérience faite par M. l'Ingénieur en chef Dyrion, relatée en tête de son Rapport du 12 mai 1896, lui permit de constater que le 7 du dit mois, la vanne Islan étant relevée et les eaux de la partie originaire du canal cotant 1^{m}14, aux vannes de prise, il passait dans ce canal une tranche d'eau de 1^{m}04 de hauteur, correspondant à un débit de 1510 litres à la seconde ; le niveau de l'eau était à 0^{m}05 en contre-bas du seuil de la martellière latérale permettant d'arroser, des eaux du canal, les terres Florent, de Bouchony, Cairanne et de la Seignonne, ensemble 55 hectares environ.

Pour permettre la complète mise en eau de cette martellière et de la filiole qui y fait suite, à raison de 200 litres par seconde, ce qui supposerait un arrosage tous les quatre jours, la vanne Islan ayant été abaissée, on dut attendre que le niveau du canal se fût relevé de 0^{m}59, et dépassât de 0^m,08 la crête de la dite vanne.

Il déversait alors sur cette crête 143 litres d'eau par seconde.

Effet de la Vanne Islan

Schèma de l'Expérience de M. Dyrion du 7 Mai 1896

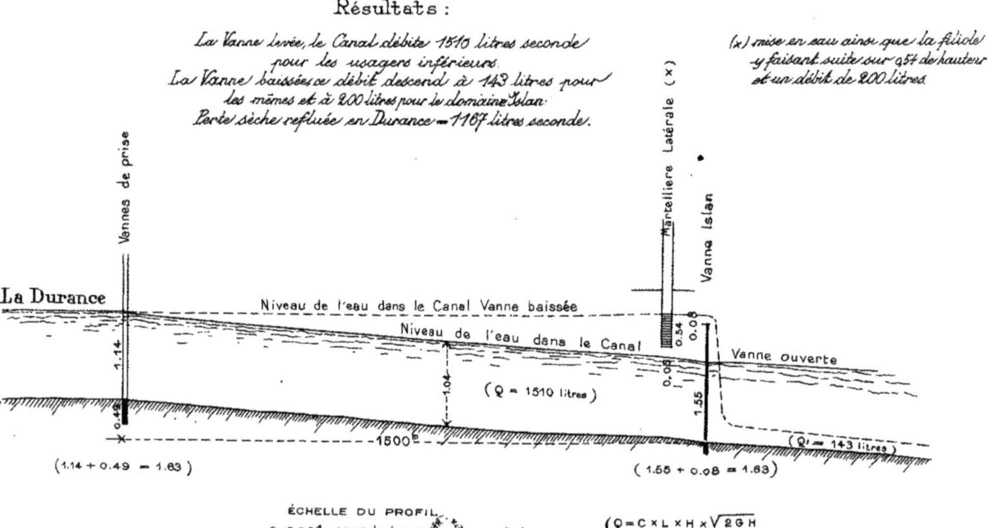

La filiole en employait 200.

200 + 143 = 343 (trois cent quarante-trois litres d'eau) constituaient donc toute l'utilisation des 1510 litres qu'eût pu porter le canal aux usagers inférieurs si la vanne n'eût pas été abaissée : la différence, 1167 litres, était perdue et retournait par reflux à la Durance !

Et pendant combien de temps cette situation anormale devait-elle se prolonger ?

Normalement, et étant donné le débit de 200 litres pour 50 hectares en nombre rond, 24 heures eussent dû suffire ; M. Dyrion indique que l'arrosage dura 40 heures !

Islan et ses successeurs ne doivent-ils pas arroser des eaux du Canal avec abondance et facilité !

Cette situation serait, d'ailleurs, sans issue, si les hoirs Florent, aux mêmes droits et à ceux de Nicolas de Tartulle, s'avisaient d'arroser dans toute son étendue et par un vomitoire, qu'à tort, peut-être, ils considèrent comme une prise d'eau, les cinq hectares environ qu'ils possèdent en ce point, sur la rive droite du fuyant, et dont le point culminant est à 2ᵐ 20 au-dessus du seuil de la vanne Islan, seuil qui n'est, lui-même, dominé que de 0ᵐ49 par celui de la vanne de prise en Durance. (Voir en regard les schéma de l'expérience Dyrion.)

Barrage Pamard ou de Cantarel

Mais le domaine du chanoine Islan s'étendait jusqu'à Bel-Air, et aux droits définis ci-dessus de ce propriétaire, les possesseurs actuels, entre lesquels ont été réparties, plus tard, les terres de la Grande-Bastide, de la Grande-Castelette et des Pères de l'Oratoire, MM. le général Pamard, Geoffroy et Florent, notamment, ont revendiqué, et on leur a reconnu, la faculté de barrer, eux aussi, le canal, un peu plus loin, quand la vanne Islan est ouverte, et de relever les eaux sur les 84 hectares de leurs possessions. Ce barrage s'établit chaque fois immédiatement après la route nationale n° 7 et s'appuie à l'usine de Cantarel, propriété de M. Poirson-Florent.

A la vanne Islan et en eaux moyennes, l'arrosage de 55 hectares entraîne l'annihilation du canal pendant 40 heures sur 96. On voit ce qu'il en peut être pour le barrage Pamard avec ses 84 hectares ! Au demeurant, et si les deux sections arrosaient « au plein », grâce à ces deux obstacles, le canal serait à sec pendant tout l'été.. .. et cependant, par convention expresse, celle de 1776, un tiers de ses eaux doit venir aux Sorguettes, et un tiers au moulin de la Patience !

Pour parer, au moins temporairement, à la situation créée par l'interception du cours des eaux dans les deux sections initiales et de la Durançole et du Canal, l'Hôpital a dû solliciter, en 1910, de M. le Préfet de Vaucluse, un arrêté provisoire de réglementation, interdisant le fonctionnement de tous barrages transversaux pendant la durée des pénuries d'eau en Durance, sauf deux jours par semaine, réservés précisément aux deux barrages, Islan et Pamard, dont il vient d'être parlé.

Cet arrêté en date du 22 août 1910, a été d'ailleurs déféré par certains intéressés au Conseil d'Etat, dont la décision est encore à intervenir.

Il n'en est pas moins que, soit par rapport aux causes générales indiquées ci-dessus, soit à raison des causes spéciales énumérées, les arrosants peuvent être partagés en deux catégories : les « privilégiés », le mot est de M. Dyrion, arrosent largement les 150 hectares qu'ils possèdent ; les « sacrifiés » arrosent quand ils le peuvent leurs 900 hectares !

D'autre part, l'hôpital est dépourvu de tous droits de police pour réagir contre la situation générale, *absolument déplorable*, décrite ci-dessus : ceux qu'il tenait des anciennes transactions et de l'ordonnance du Vice-Légat Giovio, de 1776, étant illusoires et ayant d'ailleurs été transférés à juste titre, par la transaction de 1832, aux groupements d'arrosants qui n'existent pas encore, légalement tout au moins, et seraient à créer.

Prise en rivière

A ces difficultés il faut ajouter celle d'alimenter convenablement la prise en Durance, tâche rendue difficile par le cours capricieux de la rivière qu'un obstacle accidentel, si léger soit-il, ou une manœuvre malheureuse, même involontaire, de l'une des prises supérieures de la rive gauche, suffisent à rejeter d'un bord à l'autre.

Il faut alors aller chercher et capter le courant, à des distances plus ou moins étendues, à grand renfort de main-d'œuvre dans l'eau, de chevalets, de pieux, de fascines, de sacs à terre, en déplaçant des quantités de gravier quelquefois considérables et moyennant des sacrifices d'argent rendus trop souvent inutiles, du jour au lendemain, par une nouvelle crue suivie de déplacement du thalweg, toutes circonstances aggravées par la nécessité d'improviser, le plus souvent, les mesures nécessaires, sans avoir même le temps de les étudier froidement.

Retour à un régime normal

On s'est résigné trop longtemps à cette situation, en la laissant s'aggraver de jour en jour, et le moment paraît venu d'envisager en face les moyens d'y remédier.

En ce qui concerne la vanne de Tartay, une action judiciaire a été engagée, en 1906, contre le principal coupable des actes délictueux signalés ci-dessus. Cette action a été retardée par l'intervention de M. Poirson-Florent, au titre d'usager des eaux du fuyant du moulin de Tartay. Sa solution amènera, il faut l'espérer, la répression d'actes inqualifiables, on doit le dire.

Dans le même ordre d'idées, l'Hôpital a demandé, depuis, la réglementation du moulin de Tartay, en vue de la détermination des droits respectifs des intéressés à la Durançole des Bastidans, d'une part, de ceux des intéressés au fuyant, d'autre part.

En ce qui concerne la vanne Islan et le barrage Pamard, deux solutions seraient possibles pour les faire disparaître, car leur suppression est indispensable : c'est une question de vie ou de mort pour le Canal.

La première ne serait autre que le report, projeté depuis longtemps, de la prise actuelle en Durance, à la prise de Bonpas commune aux trois canaux de Crillon, de l'Hôpital et de Cambis, ouvrage exécuté depuis long-temps aussi, aux frais de l'Etat, et dont profite seul, encore, le canal Crillon.

Ce report, sur le point d'être effectué, il y a dix ans, fut différé grâce aux instances des représentants des Bouches-du-Rhône, jusqu'après le vote de la loi de réglementation des prises de la Basse Durance. Cette loi est votée depuis le 11 juillet 1907, elle est appliquée depuis le 14 août 1908, elle fonctionne à la satisfaction de tous et l'opposition des Bouches-du-Rhône n'a plus de raison d'être. Soucieux de leurs intérêts bien compris, les canaux de Châteaurenard et des Alpines doivent même joindre leurs instances à celles de l'Hôpital et de

Cambis à cet égard, car les premiers gagneraient à cette mesure une liberté d'action à peu près complète dans l'établissement de leurs prises volantes en Durance, liberté qui leur fait défaut aujourd'hui.

L'exécution de ce projet, étudié en détail depuis longtemps, coûterait environ 150.000 francs, mais permettrait, en deux relais, le premier de 2ᵐ 50, le second de 2ᵐ, la création de chutes d'une hauteur totale de 4ᵐ 50, développant ensemble une puissance effective de 90 chevaux de 75 kilogrammètres.

La seconde de ces chutes projetée à la jonction du raccordement proposé avec le canal actuel, reportée aux abords de la route 7, relèverait le plan d'eau de toute cette section de 2ᵐ, et permettrait, sans gêne pour personne, l'irrigation des domaines Florent, de Bouchony, de la Seignonne, de Cairanne, Pamard, Geoffroy, etc., et diverses améliorations réclamées depuis longtemps, l'arrosage direct de la « Durette » par exemple.

A défaut de cette solution rationnelle, il faudrait faire arroser les propriétés du groupe Islan par une concession de 150 litres-seconde obtenue du canal Crillon et jetée de la filiole de la Croix-d'or dans la partie inférieure du fuyant de 1547, convenablement prolongé.

Conclusion

De toutes façons, l'Hôpital doit demander à l'Administration supérieure, selon les délibérations de la Commission administrative du 9 octobre 1908 et du 5 juillet 1912 :

La suppression absolue des barrages Islan et Pamard, de préférence par le rattachement de son canal à la prise commune de Bonpas, à défaut par l'achat d'une concession de 150 litres d'eau au canal Crillon ;

La réglementation des arrosages sur les diverses sections du canal ;

Celle des barrages transversaux sectionnant les branches qui constituent ces sections ;

Celle du moulin de Tartay ;

Et, si possible, la revision des taxes d'arrosage et des rôles d'entretien, ce qui pourrait être obtenu d'une entente entre les parties.

Ce faisant, la Commission administrative des Hospices remplit un devoir : elle défend à la fois et les intérêts de la Ville d'Avignon dont elle a charge, et ceux des pauvres qui sont ses pupilles, et ceux enfin, judicieusement entendus, des arrosants et des usiniers eux-mêmes.

L'Administration supérieure, impartiale par essence, éclairée et par les documents trancrits ci-après et au besoin par une enquête, armée par les lois de pouvoirs suffisants pour vaincre toutes résistances intéressées ou injustifiables, saura concilier les intérêts divers en présence et mettre, au grand profit de tous, l'ordre où règne aujourd'hui une intolérable anarchie.

On espère avoir démontré, ici, la nécessité et la possibilité matérielle d'obtenir cette solution.

Avignon, le 15 août 1913.

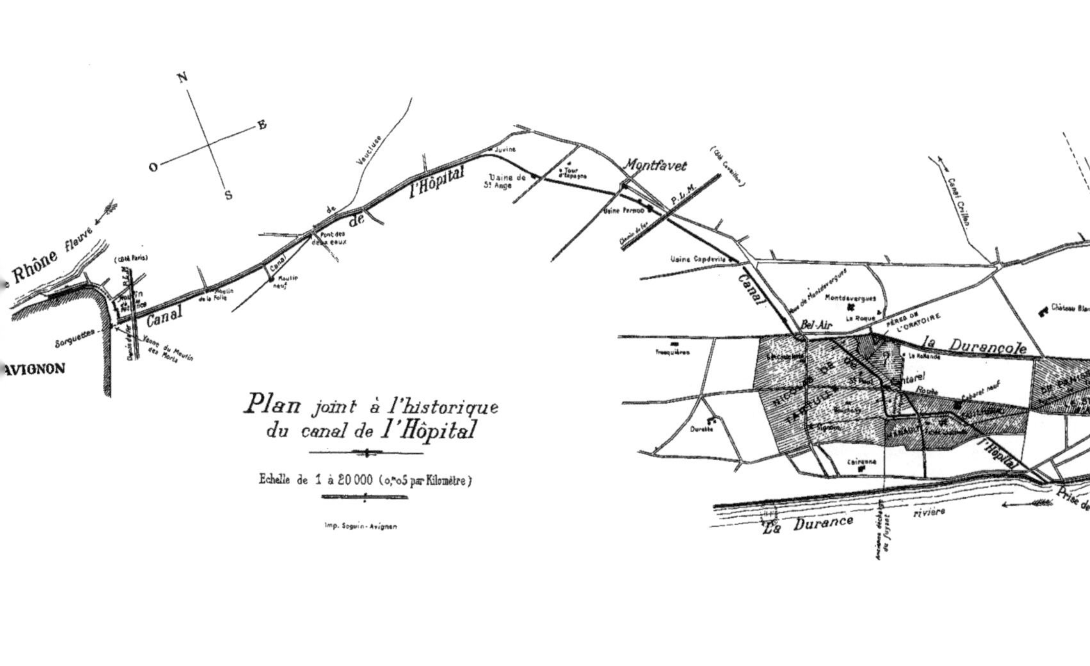

Plan joint à l'historique
du canal de l'Hôpital

Echelle de 1 à 20 000 (0,m05 par Kilomètre)

Imp. Seguin - Avignon

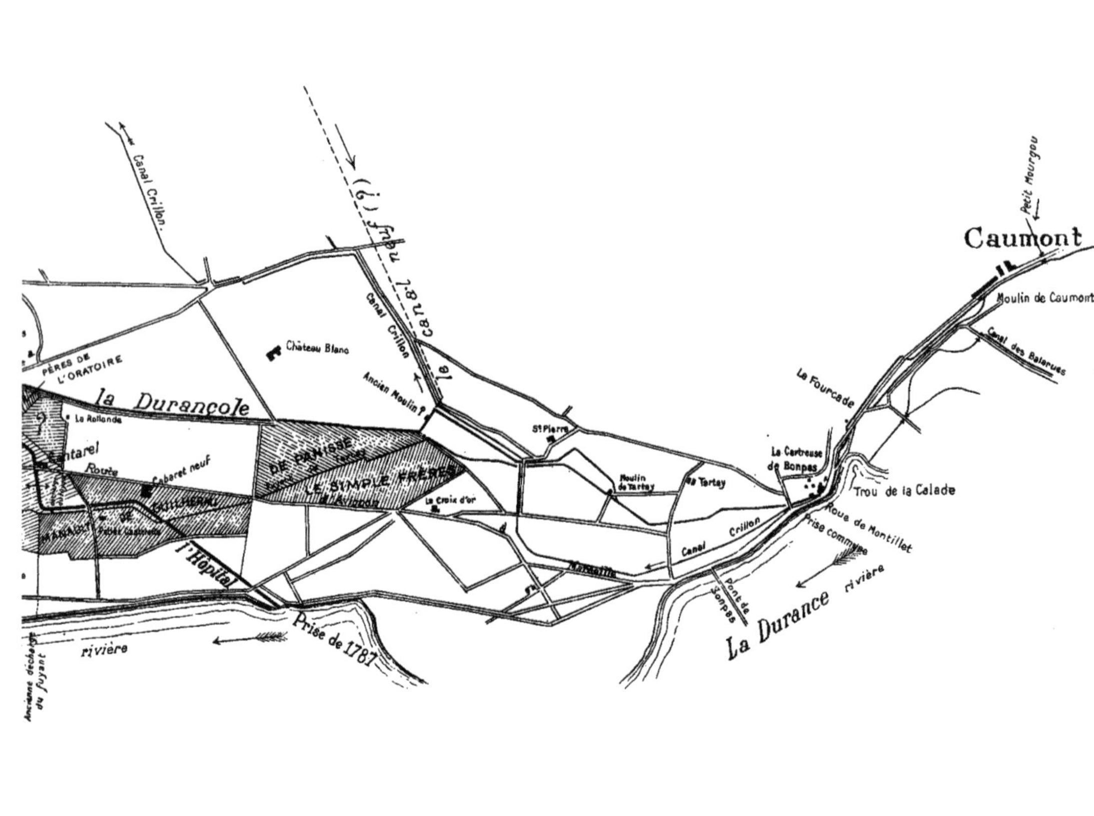

Canal Crillon.
Pères de l'Oratoire
la Durançole
Le Rollande
Château Blanc
Canal Crillon
neuf canal 1787 (?)
Ancien Moulin ?
le
Centarel
Route
Cabaret neuf
DE PANISSE
LE SIMPLE FRÈRES
d'Avignon
La Croix d'or
l'Hôpital
Ancienne décharge du Fuyant
rivière
Prise de 1787
St Pierre
Moulin de Tartay
le Tartay
Marcaille
Canal Crillon
Caumont
Moulin de Caumont
Canal des Baiarues
La Fourcade
La Chartreuse de Bonpas
Trou de la Calade
Roue de Montillet
Prise commune
Pont de Bonpas
La Durance
rivière

DOCUMENTS

I

Acte de bail emphytéotique de la moitié des moulins et paroirs existants sur la Durançole.

(3 avril 1229)

Que tous sachent que l'an du Seigneur mil deux cent vingt-neuf, le troisième jour des kalendes d'avril, étant consuls de la ville d'Avignon, Raymond de Valence, Isnard Augier, Pierre Ferrand, Audibert de Moron, Pierre Vasson, Eymes de St-Michel, Imbert de Bise et Guillaume Rostaing Audrand, et étant juges de la même ville, Guillaume Augier, Retramus.

Nous, consuls susnommés, agissant avec l'autorisation et le consentement des conseillers composant le conseil général de cette ville, ici présents et approuvant, donnons à bail emphytéotique, livrons et concédons à vous, Pierre Ruf, de la porte Eyguière, et Isnard Morre, et par votre entremise, à tous ceux que vous vous associerez dans cette entreprise, la moitié par indivis des moulins et paroirs qui seront construits, comme on le verra ci-après, avec toutes leurs appartenances et sous les pactes et conditions ci-après. — En effet, il est de pacte, conclu entre vous et nous à l'occasion du présent bail emphytéotique, que vous serez tenus de faire les moulins et les paroirs dans le voisinage de la porte Aurose et celui du portail des Matherons, comme vous connaîtrez être le plus avantageux à la communauté d'Avignon et à vous-mêmes, et de là en remontant vers le pont de Bonpas, en suivant la direction du tracé du canal, vous prendrez, au trou de la Callade, en dessous et proche dudit pont, l'eau de la Durance au moyen de laquelle vos moulins et paroirs moudront et pareront. Il se fera là une écluse disposée de telle façon qu'en tout temps l'eau puisse être à volonté reçue ou repoussée sans aucun préjudice. Il en sera de même pour le coup ou espacier du moulin. Vous avez et vous posséderez par indivis la moitié des susdits moulins et paroirs et la commune d'Avignon en possédera l'autre moitié qui demeurera libre et exempte de charges. Quant à la moitié vous concernant, vous serez tenus de supporter à cette communauté, pour chaque édifice de moulin et de paroir, un cens de douze deniers, monnaie publique et la plus généralement reçue dans cette ville, payable annuellement à Pâques.

Il est cependant convenu avec vous que nous aurons, au nom de la communauté, la charge d'acquisition de l'ouvrage sus énoncé, c'est-à-dire l'achat de toute la terre nécesaire pour établir le canal et des indemnités pour les privilèges qui la grèveront, en tant toutefois que ces privilèges seront atteints pour l'exécution des cours d'eaux. Nous serons tenus en outre de vous fournir, au nom de la communauté, toutes les pierres qui seront nécessaires pour la construction de deux maisons, celle des viaducs qu'il faudra jeter partout où le canal coupera des chemins et pour les écluses des susdits moulins et paroirs. Vous serez tenus, de votre côté, de fournir et construire, de la même façon, à vos frais et dépens, tout le reste. Ainsi vous creuserez les canaux pour la conduite des eaux, vous élèverez les maisons, jetterez les ponts et construirez à la chaux les coursiers des usines. Vous fournirez en outre le fer, le bois et tous les autres matériaux nécessaires pour ces sortes d'ouvrages. Dans la suite, pendant que les moulins moudront et pareront, les dépenses qu'ils exigeront seront faites en commun entre nous.

Vous aurez cependant et prélèverez sur l'ensemble du produit pour droit de mouture le sixième du rendement des susdits moulins et paroirs, et en considération de cette concession, vous tiendrez toujours les ouvriers nécessaires au travail des moulins et paroirs et serez tenus d'y faire les ouvrages qui sont du ressort du maître fustier (machiniste). Quant à tous les autres émoluments. casuels, gratifications et produits provenus desdits moulins et paroirs et du canal, et en particulier des pêches et blanchisseries, vous en aurez une moitié et la communauté percevra l'autre.

Nous voulons toutefois, et nous consentons qu'il soit défendu et qu'il ne soit pas toléré, à l'avenir, que qui que ce soit détourne en tout ou en partie l'eau de ce canal pour la faire servir à quelqu'un de ses besoins, à moins que ce ne soit pour l'arrosage de son héritage et sans entraver le cours des eaux, et que qui que ce soit demandant d'employer ladite eau ou partie d'icelle à son usage ne puisse en obtenir la faculté sans votre avis et consentement et le nôtre. Nous consentons pareillement à votre profit et à celui de vos successeurs qu'il nous soit interdit de faire en aucun temps, soit dans les susdits moulins ou paroirs, soit parmi les autres objets qui ont trait à ce travail, aucun partage entre vous et la commune, mais que l'ensemble de tout ceci devra à perpétuité demeurer indivis entre vous et la commune. Nous nous engageons en outre, pour nous et nos successeurs, à ne faire à la partie de cet ouvrage qui sera reconnue appartenir à la commune, aucune amélioration dans le but d'en accroître les revenus à son profit, mais que,si nous venons à y faire quelques améliorations,elles auront lieu en commun et tant dans votre moitié que dans celle de la commune. De plus, nous n'exigerons absolument rien ni de vous, ni de tous ceux que vous vous donnerez, d'ici à la prochaine fête de St Michel, comme participants et associés dans la propriété et le travail sus énoncés, et dans la forme que nous vous les avons concédés à vous-mêmes.—Nous vous concédons pareillement, ainsi qu'à tous vos associés susnommés, le pouvoir pour chacun de vous et de vos successeurs d'aliéner, sous quelque forme que ce soit, la part que vous aurez dans cette propriété au profit de toutes sortes de personnes, à l'exception toutefois des clercs, religieux et communautés,

moyennant cependant notre avis et consentement préalable et
toujours sauf le droit et le domaine direct de la communauté
d'Avignon et sous la réserve du cens et du service sus relatés.
Nous voulons et consentons aussi que ce droit de mutation, dû
en cas d'aliénation de votre part de propriété ou de celle de
vos associés, ne soit point exigible dans le cas où cette mutation aurait lieu par succession au profit de descendants, ascen-
dants ou collatéraux, en vertu d'acte de dernière volonté ou
de décès ab intestat, ou pour cau e de dot, ou par suite d'une
obligation générale de vos biens faite par vous ou par vos successeurs, ou enfin par ceux auxquels vos susdites parties les
dévoueraient par suite de quelqu'une des causes sus énoncées.

Dans ces cas, non seulement il ne sera abolument rien exigé
par nous ou par nos successeurs, mais encore il ne vous sera
pas nécessaire de requérir notre consentement ou celui de nos
successeurs. En outre, nous convenons et consentons que, pour
la moûture, il soit pris le quarantain ou la quarantième partie
des blés qui passeront au moulin et que cette proportion ne
puisse être ni augmentée ni diminuée en aucun temps à venir.
Nous consentons et concédons de plus que si un ou plusieurs
d'entre vous paient la pension sus mentionnée, tous les autres
soient libérés par ce fait, de telle façon que les autres parties
ne puissent tomber en commis par la négligence et l'incurie
de l'une d'elles dans l'acquittement de sa dette. Nous, consuls
susnommés, promettons en outre de bonne foi, à vous Pierre
et Isnard Morre stipulants, et par vous, à vos compagnons ou
associés, de vous préserver à jamais de toute violence dans
votre co-propriété susdite des moulins et paroirs, avec tous
leurs droits et appartenances, et dans la possession de l'eau susdite et de sa prise, et de vous défendre à cet égard contre toute
injustice ou iniquité. En garantie de laquelle obligation de la
part de la communauté et de son respect de tous les droits
ci-dessus concédés, tant envers vous qu'envers vos successeurs à perpétuité, nous obligeons à votre profit tous les biens
de la susdite communauté et tous les nôtres, chacun pour le

tout, à vous susdits Pierre Ruf et Isnard Morre, et par votre entremise à vos associés. Nous obligeons ainsi les biens de la communauté avec l'assentiment et le consentement unanime de tous les conseillers du susdit conseil général dont voici les noms : Pons Anstoand, Guillaume Remond d'Avignon, Pierre de Salbgat, Guillaume-Pierre Anstoand, Pons Ubert, Rostang Squinerius, Bertrand de Molcon, Bertrand Mataron, Guillaume Bedocius, Pierre Isnard de la Porte Ayguière, Raymond Torcha, Pierre de Monteux le jeune, Bertrand de Salbergat, Bertrand Audiguier, Guillaume Jordan, de Aurentio, Raymond de Saint-Michel, Raymond Malton Madaula, Pons d'Aramont, Arnaud d'Avignon, Rostang de Parto, Raymond de Saint-Pierre, Béranger, Raymond Isnard Audiguier, Eyméric Multentio, Bertrand Guiraman, Raymond d'Avignon, de Pératio, Guillaume de Cavaillon, Pons Trevaller, Pierre de Monteux, Pons Carbonnel, Bertrand Cartosa, Bertrand Eyminus, Bermond, Guillaume Brin, Geoffroy Antéani, Pierre Court, Guillaume de Rota, Guillaume Valain, Guillaume Amédée, Pons Martin de Caton, Pierre de Saint-Saturnin, Rostang Ramoard, Bertrand Formagius, Pierre Rican, Pons Gautier, Raymond Faraud, Catel Cabreria, Ugues Dominique, Guillaume Brotinel, Guillaume Maître, Guillaume Rancurel, Geoffroy Matharon, Pierre Descantius, Robert Fornier Sauveterre, Raymond de Saint-Ruf, Pierre Garcin, Bertrand d'Avignon, Pierre Tinel, Pierre-Michel Isnard, Roland Raymond de Salbergat, Pons Mataron, Belonie Robert de Bese, Raymond Geromus, Catel Isnard, Trophyme Geoffroy de Foz, Guillaume de Valon, Veran Isnard, Malvicinus Ganno, Bertrand Hugues, Raymond Mainoard, Raymond Cambel, Guillaume Hugues, Bertrand Pierre de Moreis, Geoffroy Gauselin, Raymond de Réal, Guillaume Isnard de la porte Ayguière, Thibaud de Foz, Pierre Amic, Pierre Trentelivres, Pierre-Guillaume Martin, Guillaume Pierre d'Avignon, Augier Dominique, Raymond de l'Isle, Jean de la Milin, Raymond de Foz, Pierre Amelius, Augier Brega, Guillaume Pierre Antorgat, Guillaume-Martin Lepelletier, Laurent

Fabri, Georges de Saint-Georges, Pierre Hugues du Jardin Ameillo, Guillaume Vetiens, Paul Bertrand Ramoard, Guillaume Monius, Bertrand Roi, Guillaume Pons du Portail, Rostang de Froz, Bertrand Abervater, Georges Calvet, Pons Paget, Guillaume Albert, Pierre Martin Feda.

Et nous tous susdits chevaliers et bourgeois, agissant pour l'observation et l'accomplissement de tout ce à quoi les susdits consuls se sont engagés envers vous Pierre Ruf et Isnard Morre, stipulants, et par votre intermédiaire, entre vos susdits associés ou co-participants, confirmons à l'unanimité tout ce qui est ou a été traité par les susdits consuls avec vous et néanmoins obligeons, à votre profit, chacun pour le tout, nos personnes et tous nos biens et les biens de la communauté susdite. Nous consuls et conseillers susdits, pour le bien de la paix et celui du consulat, renonçons avec pleine connaissance de cause à nous prévaloir du bénéfice de toute constitution ancienne et nouvelle, à celui de tout droit écrit ou traditionnel nous concernant et nommément à la lettre de l'empereur Adrien et à la récente constitution sur la double dette.

Les présentes ont été faites dans la salle d'audience de la maison commune, en présence des consuls, des juges et de tous les conseillers susnommés, l'an ci-dessus relaté et le septième jour des kalendes de juin, étant consuls de la ville d'Avignon : Bertrand Ugon, Pons Raymond Améric, Mouton Mandaul, Pierre Guillaume, Martin Urtica, Guillaume Albert et Pierre Rostang Audouard, et juges : Hugues Rostang et Guillaume Isnard de la porte Aiguière, lesquels susdits consuls, tous ensemble et d'après l'accord et l'avis des ci-après nommés, co-associés à l'entreprise ci-dessus, ont concédé à tous les dénommés ci-après qu'ils se sont donnés pour associés à la dite entreprise ci-après divisée en quatre parts, aux conditions énoncées ci-dessus et tant pour eux-mêmes que pour ceux qu'ils s'associeront, savoir : un quart à Guillaume Pantaliers, un autre quart à Pierre Ruf, un troisième quart à Isnard Morre et le dernier quart à Rostang, son frère.

Fait dans l'escalier de la maison commune, en présence de tous les consuls et juges susnommés et en outre des témoins suivants : Ramond Raynoard, Martin le cordier, Raymond Générius Bajuli, Ranco le courtier, Hugues de la porte Ferruce, Rego Visiamus cordier, Rose teinturier.

La même année et le cinquième jour des kalendes d'octobre, Guillaume Pantaliers s'est associé pour un quart, dans la portion du dit ouvrage le concernant, Bertrand Abrivativens, en se réservant seulement la moûture. Isnard Morre et Rostang, son frère, se sont également associés pour moitié Pierre Hugon, pareillement sous la réserve de la moûture.

Fait sur le seuil de la maison commune, en présence de tous les consuls et de tous les juges, à l'exception de Pons Raymond et de Pierre Rostagni. Les autres témoins ont été Raymond Generius, Pons Pascalis, Rego et moi Bertrand de Ponte, notaire, qui ai assisté à tout ce qui précède et ai écrit, souscrit, scellé et signé le présent instrument avec l'autorisation du conseil général et des susdits consuls, et par mandatement des amphytéotes susnommés et de leurs associés.

Traduit littéralement du latin en français, par l'archiviste de la préfecture soussigné.

A Avignon, le 1ᵉʳ décembre 1851.

Signé : P. ACHARD.

II

Concession de 1229.

(VI des Ides de Novembre.)
7 novembre 1229.

———————

Au nom de Notre-Seigneur Jésus-Christ, l'an de son incarnation mil deux cent vingt-neuf, le sixième jour des ides de novembre, étant consuls de la ville d'Avignon : Raymond de Boulbon, Isnard Augerius, Pierre Faraud, Audibert de Mornas, Pierre Vasson, Eymeric de Saint-Michel, Imbert de Bèze et Guillaume Rostang-Aubrand, et étant juges de la même ville : Guillaume Augier et Laugier Bertrand. Les consuls susnommés ayant, avec l'autorisation et le consentement des conseillers composant le conseil général de cette ville, en leur présence et avec leur approbation, donné à nouveau bail, concédé et remis à Pierre Ruf, de la porte Ayguière, et à Isnard Mourre, et par eux à tous autres qu'il leur conviendrait de s'associer dans cette entreprise, la moitié par indivis des moulins et paroirs ci-après désignés avec tous leurs droits et appartenances, sous certains pactes et conventions énoncés et particulièrement spécifiés dans un acte public écrit et reçu par main de maître Bertrand de Ponte, notaire public, l'an et jour y contenus. Mais, aujourd'hui, les consuls et les juges ci-dessus nommés et un grand nombre d'honnêtes gens de cette ville d'Avignon, dont les noms sont ci-après décrits, se sont assemblés le présent jour, à l'appel de la cloche et de la trompette, dans le palais épiscopal, et ont spontanément et sciemment, parce que c'est la vérité, déclaré et convenu en réalité, au nom de la dite commune et au profit des dits Pierre Ruf et Isnard, associés, présents et agissant, recevant et stipulant solennellement pour eux et leurs associés, leurs successeurs à l'avenir et leurs ayants-droit, que ces mêmes Pierre et Isnard susnommés ont acheté, de leurs propres et communs deniers, les prérogatives, terres et possessions au moyen desquelles ou dans lesquelles sont les canaux ou passages de l'eau de la Durance, nécessaires pour que les moulins et paroirs triturent et parent, c'est-à-dire : quatre cannes de largeur ou de grandeur sur une longueur qui va du pont de Bonpas jusqu'au rocher de la porte Aurouse. Desquelles quatre cannes de prérogative et possessions ci-dessus acquises pour y creuser le dit canal, les dits consuls, syndics et autres ci-après nommés, ainsi que les susdits Pierre et Isnard, ont voulu et prescrit que deux cannes au moins serviront et devront servir pour le béal ou le canal de la conduite d'eau faite ou à faire, et les autres deux cannes, savoir une de chaque côté, serviront pour le jet de la terre déposée ou des immondices lorsqu'on fera le curage du dit canal, afin que l'eau puisse y couler librement.

Les susdits syndics ci-après nommés, les consuls, les juges et les autres honnêtes gens, agissant d'après l'autorisation et avec le consentement du conseil général de cette ville, et les susnommés Pierre et Isnard, ont pareillement voulu, ordonné et arrêté, d'un commun accord, que ces mêmes Pierre et Isnard, et leurs héritiers et successeurs quelconques qui dans le temps à venir représenteront chacun d'eux, seront et devront être maîtres et usufruitiers des susdits moulins et paroirs faits et à faire, de telle façon qu'ils devront garder et seront tenus de garder la moitié des produits, revenus et émoluments provenant des dits moulins et paroirs tels qu'il sera légitime de les percevoir et qu'ils seront tenus de donner et payer annuellement aux fêtes de Pâques, à la communauté de cette ville, pour chacun des dits moulins, c'est-à-dire celui du portail Matheron et celui de la porte Aurouse, une cense de douze deniers, monnaie publique et courante.

Ils ont également arrêté que les susdits Pierre et Isnard, et leurs successeurs qu'ils auront par la suite, pourront et auront la faculté de construire et bâtir ou de faire construire et bâtir dans et sur les dites maisons et paroirs et tout le long du dit canal ou béal, aux endroits et aux époques où cela pourra leur convenir et toutes les fois que cela plaira à eux ou à l'un d'eux, d'y élever un ou plusieurs édifices et constructions tant en bois qu'en pierre, à chaux ou à ciment, de telle sorte cependant que, par ces constructions, le cours de l'eau ne soit retenu en rien et que la propriété ou la juridiction communale de cette ville n'en reçoive aucun dommage.

Ils ont pareillement voulu et ordonné que personne autre que les maîtres susnommés et leurs successeurs ne pourra ni osera, par lui-même ou par quelqu'un autre, rien édifier ou construire sur le dit canal ni sur les bords à la distance d'une canne de chaque côté, et que ceux qui en auront obtenu la permission et la faculté travailleront de manière à n'apporter aucune entrave au libre cours des eaux. Que personne ne pourra receuillir la dite eau, la dériver de sa direction et la détourner de son cours, sous prétexte d'enclore des vignes et des terres, d'arroser des prés, jardins et autres possessions, si ce n'est toutefois et seulement avec des seaux.

Cette faculté n'existera que pour ceux qui ont et auront des possessions et usufruits sur les bords du dit canal. Une punition sera infligée à tous ceux qui seront trouvés en contravention ; elle consistera en une amende de dix livres monnaie courante pour chaque contravention, que les contrevenants acquitteront et seront tenus d'acquitter au profit de la communauté de la ville d'Avignon. Que si quelques constructions, quelle qu'en fût d'ailleurs la destination, étaient trouvées bâties, sans l'autorisation mentionnée ci-dessus, sur le dit canal ou à côté sur la canne de terrain qui longe chaque bord, les citoyens ou la communauté de cette ville pourront et devront les faire démolir à la simple réquisition des susdits propriétaires des moulins et paroirs et de leurs successeurs, au propre coût de ceux à qui ces bâtiments appartiendront, et pourront exiger l'amende susdite toutes les fois que les prescriptions qui précèdent auront été enfreintes.

Ils ont pareillement voulu, ordonné et arrêté que, si à l'avenir l'eau de la Durance venait par quelque circonstance à se détourner ou à s'éloigner du lit ou canal actuellement en cours d'exécution, les dits Pierre et Isnard et les autres propriétaires des susdits moulins et paroirs, leurs successeurs, auront le droit de l'aller prendre au-dessus du susdit pont de Bonpas, et d'ouvrir un béal ou un lit à l'eau dans l'endroit qui sera jugé le plus propice, après avoir convenablement désintéressé, à dire d'expert, les propriétaires ou usufruitiers des terrains à ce nécessaires.

Il a été de même convenu que les susdits propriétaires et possesseurs des moulins et paroirs et leurs successeurs pourront, dans le cas où les espaciers et autres artifices nécessaires au jeu des dits moulins, en quelque lieu que ceux-ci soient situés, exigeraient une plus grande largeur que celle de quatre cannes sus-énoncées, élargir à leurs frais les canaux, en désintéressant convenablement les possesseurs du sol, et qu'ils pourront même acquérir de la même manière un plus grand espace, s'il leur est nécessaire.

Tant les dits seigneurs syndics, pour et au nom de la commune de la dite ville et de son universalité, que les dits Pierre et Isnard, agissant en leur nom propre ainsi que pour leurs associés susnommés et leurs successeurs à perpétuité, se sont réciproquement promis de suivre, remplir et observer les présents pactes et conventions, mais ont promis de ne rien faire, dire ou susciter qui leur soit contraire, tant par eux-mêmes que par des tiers. Les dits Pierre et Isnard ont de bonne foi affecté la totalité de leurs biens à la garantie de leurs obligations, et les syndics ci-dessous nommés, avec la volonté et le consentement de tous les membres du susdit conseil général dont les noms sont ci-après relatés, y ont affecté tous les biens de la commune, révoquant et annulant spécialement et par exprès tous les traités, conventions et ordonnances dont l'existence entacherait de nullité quelques-unes des dispositions du présent acte.

Suivent les noms des membres du conseil général susdit :

Et nous chevaliers et honnêtes gens déjà nommés et beaucoup d'autres, tenant pour faites et agréables toutes et chacune des conventions qui précèdent, les approuvons, ratifions, voulons et confirmons expressément de vive voix, tant pour nous et les nôtres qu'au nom de la dite communauté.

Fait dans le palais épiscopal d'Avignon, en présence des seigneurs consuls, des juges et de tous les autres susnommés. Le seigneur Guillaume de Messiat, chevalier, Pierre Artigue, Guillaume Raymond de Maillane, jurisconsulte, le seigneur Mathieu Malinat, chevalier, Jean Fabre, y ont en outre assisté comme témoins, et moi, Raymond Malsan, ai écrit, dressé et signé le présent acte de tout ce qui précède.

III

Acte du 11 février 1362.

Au nom de Dieu soit-il qu'il apparoisse à tous et chacun de ceux qui sont presens et qui doivent voir cet acte, que l'an de grâce mille trois cent soixante-deux et le onzième jour du mois de février, soubs le règne du seigneur de la ville d'Avignon notre Saint-Père en Jésus-Christ Innocent VI, créé Pape par la divine Providence. En présence d'hommes vénérables et de probité : M. Hugues Blanchi, bachelier en droits, juge temporel de la cour d'Avignon, pour nostre seigneur le pape, le dit sieur juge étant séant en tribunal suivant l'ancienne coustume et estant présent au même lieu homme vénérable mons^r Guilhaume Anetto, prevost de argoton an clavario dictæ curæ du dit tribunal pour notre Saint-Père le Pape, et Scauvir, homme vénérable, mons^r Ponce Reynaud, docteur ès droits en son propre et privé nom, et maître Guilhaume Caudosy, notaire en Avignon, en qualité de procureur et au nom de Durand le jeune, Jean Estienne, Jean son mini, de Carabis de Manery de Jacomine, veuve de Guillaume Rostang Dalexandre, Rutte de Pierre Milhe et de Moner Garsin, jardiniers possedans et tenants des jardins et prairies ou terres le long du dit rivage de la Durensole, qui coule et sort de la grande rivière de Durence, depuis Caumon jusques à la roche de la porte au roux d'Avignon, suivant qu'il appert par cette même procuration, les deux extraits en ayant été pris par moy notaire soubsigné, desquels l'un a esté pris l'an de grâce mil trois cent soixante-un

et le vingtième jour du mois d'aoust, et l'autre la même année
et le vingt-troisième du dit mois d'aoust, ils montrèrent et
produire au dit sieur juge et à ceux dont les noms sont écrips
cy dessus pour future mémoire de la chose, en certaint lieux
couvert de bois, une couleur rouge escrit en pargemin dont
les caractères étant formés suivant le fil et écriture ancienne
sur la datte qui fut faite l'acte écrit cy dessus.

L'an de l'incarnation mille trois cent deux, dans lequel livre
étaient trente-trois feuilles de papier escrit et ils produirent
particulièrement une certaine écritture couchée dans le même
livre, qui commance à la fin de la dixième feuille du même livre,
affirmant que cette écritture conserve le droit de personnes
dont les noms sont écrits cy dessus et de tous ceux qui ont des
jardins et autres prairies, le long du dit canal de la Durensole,
demandèrent pour mémoire advenir que la teneur des dites
écrittures fût copiée par moy notaire soubsigné, avec la permission et consentement du dit sieur juge, et qu'ils fussent
donnés des registres, et signification de toute la teneur des
dites écrittures à tous ceux et à chacun des susnommés cy
dessus en général et en particulier qui sont ou seront intéressés, en souhaittants scavoir la teneur et voir la copie ; c'est à
quoy consentit le dit sieur juge séant comme dessus au tribunal, desquelles escrittures le commencement et la teneur sem-
pliquent et sont elles et premièrement le sens et intention du dit
acte est conceu en les termes : L'an de l'incarnation mille deux
cent trente deux, M. Perissellus de Aura, citoyen doyen potesta
d'Avignon, fit transcrire dans le cayer tout ce qu'il trouva cy
dessous du temps de son gouvernement qui le concernait la
communauté, afin que si chacun fait réflexion sur les présents
registres, il y puisse trouver la teneur et la suite des dites
eaux il s'ensuit l'ordre et le sens de la dite escritture par le
moyen des dits sieurs Pomy Raynaud et Maisore Guilhaume
Baudosi, nommés cy dessus, et elle est en ces termes :

Qu'il soit conu à tous que l'an mille deux cent vingt-neuf et
le troisième d'avril, soubs le consulat de MM. Responderidon

de Vallen, Isnard Augier, Pierre Ferrand, Audibert de Moris, Pierre Basson, Eymeric de Sancto, Michel Imbert de Besa, Rostang Andrando, et sous la judicature de Guilhaume Augier et Laugier Rastramio, nous consuls susdits, de la volonté et consentement des conseillers du conseil général de cette ville, présens et approuvans, nous donnons et concédons ce nouveau bail, à vous Pierre Ruffy de la porte Argerière, et à vous Isnard Mourre, et par vous à tous ceux que vous voudrez faire participans dans ce fait, la moitié par indices des moulins et paradons qui se doivent faire cy après cents avec toute leur appartenance, sous les pactes et conditions qui s'ensuivent ; a esté de pacte dans cet acte de nouveau bail passé entre vous et nous, que vous seres obligés de faire des moulins et paradons comme vous jugeres les plus à propos pour votre usage et celluy de la communauté, depuis le pont de Bonpas, et les moulins et paradons moudront et fouleront l'eau de la Durence que vous prendres tout contre le pont de Bonpas, ou vous faires un recevoir par le moyen duquel les eaux puisse être tellement ménagées qu'on la puisse toujours répandre et retenir de la manière qu'on l'envoit et retient par l'expassier, ors dans le dit moulin et paradons vous aures la moitié en commun avec la ville d'Avignon, libre et exempte de toutes charges, mais à l'égard de vostre moitié vous serez tenu, pour chaque moulins ou paradons, de supporter annuellement aux fêtes de Pâques douse deniers de cense monnoye courante dans la dite ville ; il est accordé que nous ferons en commun le susdit ouvrage par où la dite eau doit payer, ensuitte nous serons tenus au nom de la commune de fournir des pierres pour bastir deux maisons et construire le pont des chemins par lesquels Corte en passera et tous les coups perdus des moulins et paradons, et vous autres seres tenus de faire à vos frais et dépens tous les autres ouvrages pour emmener l'eau des maisons des pons et des coups perdus de pierre de taille et le sable de même à vos dépens, avec encores le fer, les pièces de bois et tout ce qui sera nécessaire au dit ouvrage, et quand les moulins seront en estat

de servir et les paradons de fouler, nous et vous fairons en
commun les dépenses nécessaires, et vous autres cependant
aures et leveres la sixième partie de la mouture des moulins
et paradons sus dits, et pour raison de cette partie de montage
vous seres tenu de faire demeurer des meuniers pour l'ouvrage des moulins et paradons sus dits et un charpentier pour
la nécessité des moulins et paradons sus dits que si on pouvait
tirer des moulins et autres ouvrages ou de ce qui les concerne
quelques rentes ou revenus, à cause des émoluments qui proviendront principalement des moulins et paradons, comme
sont par exemple la pesche et la blanchisserie, ou quelques
autres adventages que ce soit, vous aures en iceux la dite
moitié, et la dite communauté l'autre moitié ; or, nous voulons
et vous accordons le droit d'empêcher qui ause retenir la dite
eau ny en tout ny en partie pour quel usage qu'il leur soit
nécessaire, si ce n'est avec un onoraire et sans empêcher le
cours de l'eau, et quiconque voudrait prendre la dite eau ou
seulement une partie d'icelle pour quelque cause et usage que
ce soit, il ne le fairait pas sans notre consentement et le vostre ;
nous promettons en outre par nous et nos successeurs qu'il
ne s'en faira jamais aucune division entre vous et la communauté dans le dit moulin ou paradons, ny dans les autres
choses qu'on devra qui concernera cet ouvrage, mais toutes
choses demeureront entre vous et la communauté pour estre
perpétuellement indivisible ; pour cet effet nous et nos successeurs ne fairont aucune mellioration dans le dit ouvrage que
nous ne le fassions tant pour vostre part que pour celle de la
communauté, outre cella dans la même forme que nous vous
accordons cet honneur, nous l'accordons aussy à tous ceux
que vous aures associés et aures fait participants dans l'honneur et l'œuvre sus dite, dix cy jusques à la prochaine feste
de Saint Michel, et pour cella nous n'exigerons rien du tout
d'aucun des dits participants jusques au temps prescrit.

Or nous vous accordons, comme aussy à tous vos autres
associés sus dits, que chacun de vous et vos successeurs puis-

sies alliener vos parts et portions que vous aures eu dans la dite honneur, de quelques spèces d'alliénation que vous voudres, mesme à des personnes eclesiastiques ou des lieux de communauté, pourvu cependant que vos successeurs ayent le dré.

Nous voulons encores et vous accordons pour ce qui est de vos allienations de vos parts et portions que vous et vos sus dits participants aures eu en l'honneur, mentionne que s'il vous arrive de faire quelques allienations par dernières volontés, non pas de celles qui se fairaient ab intestat à vos succedans ou assundant, seavoir descendants ou. .   .   . , ou pour la allienation qui se pourrait faire pour cause de dot, ou pour une obligation générale, soit quelle provienne de vos successeurs, soit quelle vienne de ceux auxquels vos parts et portions escheroient par une ou plusieurs des sus dites conditions, nous ne pretendons pas que nous ny nos successeurs exigent quoy que ce soit, ny même qu'il soit en ce cas nécessaire de demander votre consentement, ny celluy des notres, ny mesmes celluy de nos successeurs pour ce nous voulons et permettons que pour le moulage soit pris et perçus le quarantain ou quarantiesne partie des blés qui seront moulus dans les sus dits moulins, lequel moulage ne pourra ny sera jamais permis estre augmenté de qui que ce soit.

Pour cet effet nous consuls sus dit promettons de bonne foy à vous Pierre Ruffe, Ysnard Mourre stipulans et pour vous à vous dit participants vos serviteurs que nous garantirons de toute violance et accidents, vous tous et chacun votre part et portion mentionnée des dits moulins et paradons comme aussi avec toutes apartenances, droits et recevoir de la dite eau, mesme et pour l'observation de ce et soubs les paces cy dessus de quoy Pernissellus Petrus Michael Isnard au nom de la communauté Rolland, mond. de Salinatis Ponce Materon, Vellevas Robert de Bansa, Raymoud Geron Casselus Isnardus l'auphanus, Gauf. Guilhaume de Bourbon, Isnard Malonticus, Gianne Hugues Bertrand, Pierre de Mons, Gaufridi Gensillus,

Raymond de Visulii, 669, Isnardus, de Porta Aquavia, Thibaudus Alison, Petrus Amiltus x x x 66 p., Guilhaume Martin, Guilhaume Pierre d'Avignon, Augerius Domsius, Raymond de Insula, Raymond Dessoms p. Amelius Augerius Brega, Petrus Antogratus, Guilhelmus Martin, Pellisérius Lauventius, Fabry G. de Sanctis, Georgis p. Hugo, de Horto Anelmus ; d'autre part, Bertrand Paul ou Ricardus Guillelmus Monternius, Ponce de Portalis, Vossane de Som Salvator, Calvet Ponce, Payesii Guilhelmus, Albert Martinus Reddat, tous de la part de la communauté, sans nobles que prudhommes susdits, nous aurons promis pour toutes les choses mentionnées de garantir, accomplir et observer à vous Pierre Ruffe et Isnard Mourre stipulants, et pour vous à vos serviteurs et participans, toutes les choses sus dites. or, nous voulons et vous accordons que personne ne puisse ny n'ause prendre cet eau ny mesme en partie d'icelle pour aucun usage à soit nécessaire. si ce n'est avec un onéraire sans retenir, cependant, ny empêcher le cours de l'eau, et quiconque voudrait prendre cette eau ne le pourra aucunement sans nostre consentement et le vostre. Or nous promettons pour vous et vos successeurs qu'il n'arrivera jamais aucune division dans les moulins ou paradons mentionnés, non plus que dans tout ce qui concernera cet ouvrage entre vous et la communauté, mais tout restera indivis pour toujours à vous et à la communauté ; pour cella vous ou vos successeurs ne fairont en cet ouvrage aucune mellioration et si nous en faisons quelqu'une ce sera tant pour vostre part que pour celle de la communauté, comme nous avons accordé cet honneur sus dit et sous les obligations sus dites par lesquelles nous vous obligeons solidairement nous et vos biens et confirmant aussy tout ce qui a esté passé avec vous dans ce contrat par les dits consuls, le confirmant tout d'un commun accord, nous consuls et conseillers susdits renonçons de science certaine au bénéfice de la délibération et à chaque bénéfice de la constitution nouvelle et ancienne, et à tous droits écripts et canoniques compettants en advenir ou chacun, comme de la

constitution apostolique de S. Adrien et de la nouvelle constitution de duos reis de bene. Celle a été faite dans la salle pré
de la communauté et préserves des consuls, juges et de tous les
sus dits conseillers, l'an que dessus, scavoir le sept de juillet,
estant pour lors consuls dans la ville d'Avignon : Raymond
Hugues, Ponce Raymond, Almerre Pierre, Aultran, sous la
judicature d'Hugues Rostang et Guilhaume Isnard de l'orta
Aquaria, tous les sus dits consuls et d'un commun accord et
des dits participans de l'ouvrage mentionné ont accordé à tous
les sus dits mentionnés qu'ils puissent avoir tels compagnons
qu'ils voudront dans cet ouvrage, et c'est par quatre parties
divisées dites cy dessous conformément aux conventions qui
sont cy dessus, à scavoir que Guilhaume Pantalius aye la quatrième partie dans cet ouvrage pour luy et les associés qu'il
voudra avoir, Pierre Ruffe pareillement l'autre quatrième
partie, Isnard Mourre l'autre quatrième partie pour luy et les
siens, Ponce Imprépator semblablement l'autre quatrième
partie pour luy et pour Estienne ses frères. Cela a esté fait
inscalarior staris communis, en présence de tous les consuls et
juges susdits, les autres témoins ont esté présents : Raymond
Raynaud Martin, Quaderius et Raymond de condition, de Por-
celet Remond, Cuvaterius Hugo de porta Ferratea, Hugo
Flechianus Corderius, Raymondus Cuvaterius, la même année,
le sept des ides de juillet, Guilhaume Pantatuis recue et admis
un compagnon dans un quart de sa quatrième partie de l'ouvrage sus dit, le même Guilhaume Pantalius se retint la mouture, de même Isnard Mourre et Rostang son frère receurent
Pierre Hugues participants dans sa quatrième partie et se
retinrent pareillement la mouture, cella fut fait dans la maison
commune en présence de tous les consuls et juges, excepté
Ponse Raymondi et Pierre Rostang, les autres témoins Raymond Genus, Ponce Pascalet et moy Bertrand de Ponce avons
été présent a tout ce que dessus et j'ai écrit, bullé et signé cet
acte de l'autorité du Conseil général et du conseil des sus dits, et
même à la réquisition des dites emphiteoses ayant commission

d'eux et de leur compagnon, desquelles et de chacunes choses sus dites, D. Ponsius Raynandi, en son propre nom, et maître Guilhaume Baudosi, aux noms sus mentionnés, ont demandé qu'il leur fut donné des copies de cet acte par moy dit notaire soubsigné, les actes furent faits en la cour temporelle d'Avignon, devant le tribunal de M. le Juge présent maître Jean de Laurens, Pontio Barbe procureur et Nicolas leur notaire en Avignon, les témoins ayant esté appelés et priés d'assister a ce que dessus.

Et moy Hugues de Manbesi, notaire public impérial de la ville d'Avignon, qui ay assisté avec les témoins a toutes et chacunes choses cy dessus pendant le temps quelles se passaient, je les ay toutes recues et mises en minutes et estant occupé en d'autres affaires pressantes, j'ay fait escrire a un autre ce presant acte et l'ay collationé et corrigé, je me suis soubsigné de ma main propre et de ma signature ordinaire soubs le sus dit acte et la minute recue par moy, en ayant été prié par le dit maître Guilhaume Baudossy et pareillement à sa réquisition je l'ay bulé.

IV

Vente par Michel de Valpergues à la Chartreuse de Bonpas
du Moulin de Tartay.

(21 Juillet 1451)

Au nom du Seigneur, Amen.

A tous et chacun présents et a venir devant voir, lire ou entendre la teneur du présent instrument soit connu que, l'an de la Nativité du même Seigneur mil quatre cent cinquante et un, indiction quatorzième prise à la même année, selon l'ère Romaine, le vingt-unième du mois de Juillet, l'an cinq du Pontificat de Très-Saint Père en Jésus-Christ et Notre Seigneur Nicolas, par la divine Providence, pape cinquième, en présence de moi notaire public et des temoins ci-dessous inscrits, à ce spécialement appelés et requis, personnellement constitué noble homme Michel de Valpergue, damoiseau, coseigneur du lieu de Caumont, diocèse de Cavaillon, de bonne foi, gratis et spontanément et sans dol, fraude, exception, crainte ou erreur, pour lui et ses héritiers ou successeurs quelconques, à l'avenir, a vendu et à titre de vente pure, parfaite et irrévocable, a cédé, donné, cède et remet et se désempare complètement et à perpétuité à vénérable et religieux homme messire Pierre Cordoneri, prieur du vénérable monastère ou maison de la Chartreuse de Bonpas, dudit diocèse de Cavaillon, là même présent achetant, stipulant solennellement et recevant pour le dit monastère et les siens à l'avenir successeurs, assavoir : un certain moulin à lui noble Michel, appelé de Tartais, et les maisons conti-guës ou voisines du dit moulin, sises au terroir dudit lieu de Caumont ; de même toutes et chacune les terres cultes et incultes, prés, hermas et autres quelconques existant des droits et appartenances dudit moulin, telles qu'elles se contiennent, lesquelles sont confrontées : au Midi, par le chemin public allant de Caumont à Avignon ; à l'Occident, par le terroir de Noves tendant jusqu'au pont de la Palière, et au Nord, en droite ligne du dit pont jusqu'à la terre appartenant aux Dames du monastère de St-Laurent-d'Avignon ; et de la dite terre, au Nord en droite ligne, jusqu'à la chapelle appelée St-Pierre-d'Escavaillac, et de la dite chapelle, toujours au Nord, en droite ligne, tendant à la déclivité de la montagne, le chemin public au milieu, jusqu'à la vigne de noble Jean Sextoris, changeur, d'Avignon ; à l'Orient, en allant toujours de l'Orient de la dite vigne jusqu'à la vigne de maitre Jacques Ravan de Caumont, et de la dite vigne, tendant toujours jusqu'aux vignes dudit monastère de Bonpas appelées, le Clos, chemin public au milieu ; et des dites vignes, toujours à l'Orient, en suivant le valat où se trouve un terme de pierre ; et du dit terme, tendant jusques au premier pont de la Durance, près de Bonpas, et avec les autres confronts des dits moulins, maisons, terres, prés et confronts, s'il s'en trouve de plus vrais.

Le susdit noble Michel, vendeur, a vendu, pour lui et les siens susdits, au susdit sieur prévot, présent et stipulant, comme dessus, les dits moulins, maisons, terres et prés ci-dessus confrontés et désignés, avec tous leurs droits et appartenances, sauf et réservé le domaine direct et majeure seigneurie des dits frères prieurs et couvent et un cens annuel et perpétuel de six gros, payables, chaque année, à la fête de Saint Michel Archange ; et ce pour le prix convenu entre les dites parties de quatre cents florins, monnaie du pape courant à Avignon. Lesquels quatre cents florins, le dit noble Michel pour lui et les siens susdits, a reconnu avoir reçus, compris cinquante florins courants, desquels le dit noble Michel était tenu envers le dit couvent, constant un instrument reçu par moi notaire public souscrit, l'an et jour y contenus, ainsi et tellement que, des dits quatre cents florins, le dit vendeur pour lui et les siens s'est considéré, tenu et réputé payé pour bien payé content, acquitté et satisfait en libéré et dégagé le dit acquéreur présent, et comme dessus, stipulant et les siens.

Avec pache réel, personnel, valide, perpétuel et solennel au dit acquéreur et aux siens de ne réclamer désormais rien des dits quatre cents florins ; le susdit seigneur Michel, vendeur, pour lui et les siens, renonçant à l'exception des dits quatre cents florins non eus et reçus et comptés et à tout espoir de possession, réceptions et numération des dits, erreurs de calcul et à tout autre exception et droits sur les choses susdites et chacune d'elles. Mais si les dits moulin, maison, terres et prés ci-dessus confrontés et désignés, avec leurs droits et appartenances, valent maintenant plus, ou s'il advient que, conjointement ou séparément, ils valent plns à l'avenir, le dit vendeur a donné, cédé et remis à perpétuité audit acqué-reur présent et stipulant, comme dessus, et par donation faite comme est dit être faite entre vifs, par force de n'importe quelle insinuation judiciaire n'étant révocable en aucun cas et en aucun temps, mais toujours et à perpétuité valable. Et le dit noble Michel de Valpergues se dévestissant du moulin, maisons et autres possessions ci-dessus vendues, avec leurs droits et appartenances susdites, en a investi le dit Pierre présent et, comme dessus, stipulant par touchement de leurs mains droites, et l'a mis en réelle et corporelle possession et action, ne retenant rien pour lui et les siens, faisant et consti-tuant le susdit vendeur, pour lui et les siens, le susdit acqué-reur présent, comme dessus, en et sur les dites possessions, vrais seigneur et procureur légitime, comme de sa propre chose, et le mettant et introduisant dans les dites possessions, en son nom, lieu et droit, de manière que, dès maintenant et aprés, le dit sieur prieur et couvent puissent et aient pouvoir d'avoir, tenir et posséder les dites possessions ou terres, les vendre, donner et, sous n'importe quel titre d'aliénation, les aliéner, se présenter, agir, consulter, se défendre et faire dire, disposer et ordonner toutes choses que chaque vrai seigneur et procureur légitime peut et doit faire en tous cas en et pour sa chose propre.

Donnant et concédant le dit vendeur audit acquéreur, présent comme dessus, plein et entier pouvoir et, tant spécial que général mandat, de sa propre autorité, prendre réellement et corporelle possession des dits biens et lorsqu'il l'aura prise, le dit vendeur s'est constitué les tenir et posséder du dit sieur prieur et du dit couvent, à titre de précaire et droit de gage.

Promettant le dit vendeur, pour lui et les siens susdits, au dit sieur prieur acquéreur, présent comme ci-dessus, n'avoir fait aucune autre vente, cession ou rémission, ni aucune autre aliénation quelconque, en tout ou en partie, des dites posses-sions ou terres à aucune autre personne, corporation, collège ou communauté et la présente vente et autres paches contenus dans le présent instrument public, ne révoquer en rien ni faire révoquer en aucune manière. Il a également promis et convenu toutes ces choses, toujours sauvegarder et défendre en droit et garantir contre toute personne, corps, collège ou commu-nauté, faisant ou voulant et entendant faire procès, pétition ou réclamation sur les dits biens ou l'un d'eux. Et si les dits frère prieur et couvent et les leurs, à propos du dit moulin, prés, terres et autres choses susdites, étaient mise en cause ou qu'un procès ou une contestation s'élevât à leur sujet, le vendeur a promis et convenu que, dès que la cause, le procès ou la contestation, une ou plusieurs, seraient soulevés, il en prendrait et assumerait le soin, qu'il les conduirait et poursui-vrait à ses frais et dépens ou à ceux des siens, remise obligatoire auxdits acquéreurs de dénoncer au dit noble

Michel et aux siens les causes, procès et contestations et d'en
appeler même à la sentence de droit ou de fait, était rendue
contre l'adversaire. Et de plus, il a promis faire et avoir
soin affectivement et sans défaut que noble dame Antoinette,
sa femme, ratifié la présente vente, l'ai pour ratifiée et agréable et que, de plus, elle promette et jure qu'en aucun temps,
elle ne mettra opposition en et sur les dit moulin, prés, terres
et autres choses ci-dessus vendues, pour n'importe quels
droits à elle, sur eux, compétents et devant compéter, à
cause de sa dot ou augment, et que, bien plus, les dits tous
droits et toutes actions à elle, sur iceux compétents et devant
compéter, elle réduira et remettra aux dits frère prieur et
couvent avec serments, renonciations et autres clauses en
tel cas nécessaires et opportunes, d'ici à quinze jours
prochains.

Lesquels vente, cession, remission, confession, reconnaissance, fin, quittance, promesses, conventions et paches et
toutes clauses universelles et particulières ci-dessus et ci-
dessous, le dit noble Michel de Valpergue, pour lui et les
siens susdits, a promis et convenu au dit sieur prieur présent
et stipulant, comme dessus, avoir ratifiés et agréables et
n'avoir rien fait ou dit ni permis faire, à l'avenir, pour que les
clauses susdites ou souscrites puissent être cassées ou rétrac-
tées et obtiennent une moindre valeur en et sur la réfection,
restitution, solution et amende de tous généraux et particuliers
frais, charges, débours, intérêts et dépens, par les dits frère
prieur et couvent, par faute et défaut du dit noble Michel et des
siens susdits devant être faits et subis, en aucune manière, en
et hors du jugement. Pour toutes lesquelles choses générales
et particulières susdites être tenues observées, remplies
et fermement et inviolablement observées et pour ne venir
contre elles ou quelques-unes d'elles, en aucune manière,
de droit ou de fait, le dit noble Michel de Valpergues, pour
lui et les siens susdits, a obligé, hypothéqué et imposé au
dit sieur prieur présent et stipulant, comme ci-dessus, lui

et les siens susdits et tous et chacun ses biens meubles
et immeubles présents et futurs quelconques aux juridictions, vigueurs, compulsoires, stiles, forces et contraintes
des cours des Seigneurs de la Chambre Apostolique, de
l'Auditeur général, de son Vice-Auditeur, du Vice-Régent,
du Lieutenant et Commissaire spirituel et temporel d'Avignon, de Carpentras, du petit sceau de Montpellier,
delphinale de la Cour d'Aix, des conventions royales de
Nimes et de chacune d'elles, des seigneurs juges et officiers
quelconques, de quelque autorité ou puissance et par paches
exprès, de toute autre cour ecclésiastique ou séculière,
dans laquelle ou dans lesquelles ce présent public instrument
sera montré ou produit, par lesquelles cours et chacune d'elles
et lesquels juges et chacun d'eux et leurs lieutenants, le dit
noble vendeur pour lui et les siens a voulu et expressement a
consenti et a concédé lui et les siens susdits pouvoir, devoir et
vouloir être forcé contraint, mandé, excommunié, aggravé,
reaggravé ou être livré, cité, gagé, arrêté par le bras séculier,
ses dits biens être vendus, partagés et perpétuellement aliénés
et soumis aux autres plus puissants modes et formes auxquels
ils pourront être contraints, être traduit en jugement selon les
forces, censures, rigueurs, stiles et privilèges des susdites
cours et de chacune d'elles jusqu'à plein et parfait complément
et intégrale observation de toutes et chacune choses et
chacune d'elles contenues dans le présent public instrument,
de manière qu'une des cours susdites et chacune d'elles, ou
plusieurs d'elles conjointement ou en particulier choisies
et que l'instance introduite ou continuée dans une ou
plusieurs ou chacune d'elles ne puisse être poursuivie en
autre cour ou autres cours, laquelle ou lesquelles les dits
frère Prieur et couvent, ou les leurs susdits pourraient
préférer, choisir, aller, revenir et retenir tant avant le litige
qu'après et, dans la même ou les mêmes, faire tous
procès et les continuer, exception de juge [ou autre cause,
aucun préjudice ne leur étant porté pour cette élection,

acceptant et prorogeant en ce cas totalement et expressément pour lui et les siens la juridiction des dites cours et de chacune d'elles. En outre, là même et incontinent et sans aucun délai, le dit noble Michel, vendeur pour lui et les siens susdits, gratis et de certaine science et spontanée volonté et par tous les meilleurs modes et formes qu'il a connus. pu et du, hormis la révocation de ses procureurs par lui constitués a fait constitué et solennellement ordonné ses vrais, légitimes et sûrs procureurs, acteurs, facteurs, gérants de ses affaires susdites et mandataires spéciaux et généraux, tellement que la spécialité ne déroge à la généralité et au contraire assavoir vénérables et circonspects hommes les sieurs et maîtres Jean Malleti, Christophe Protini, Antoine Rollandi, Dragonet Meruli, André Isnardi, Guillaume Meynereï et Claude de Cruce, licenciés tant ès lois que décrets, Arnaud Galli, Pierre de Tamenayer et Jean de Roenco, juristes en la ville d'Avignon procureurs et tous et chacun les sieurs procureurs fiscaux, clavaires, notaires et scribes des cours susdites et de chacune d'elles qui sont maintenant ou seront à l'avenir, dont il a eu et a voulu avoir les noms et prénoms pour suffisament exprimés et ainsi valoir comme s'ils étaient exprimés absents comme présents et chacun d'eux en tout, pourvu pourtant que la condition du premier occupant ne passe pas ausecond rang, mais que ce qui aura été commencé par un ou plusieurs d'entre eux soit par lui poursuivi, traité, terminé et fini et entièrement conduit à sa due solution. . . . .

(Suivent les formules notariales de nul intérêt). . . . .

Promettant le dit constituant, pour lui et les siens susdits, à moi notaire public souscrit comme une personne publique, là présent solennellement stipulant et recevant, à la place et au nom de tous et chacun auxquels il intéresse, intéressera ou pourra intéresser, en toute façon, maintenant et à l'avenir, leurs dits procureurs ni aucun d'eux révoquer ni faire révoquer aucunement, mais avoir pour ratifié et agréable tout ce qui, par leurs procureurs et chacun d'eux, aura été fait, dit ou fait ou tout autrement prouvé maintenant et à l'avenir. Et ils pourront pour eux et chacun d'eux, voulant les mêmes procureurs et chacun d'eux être relevé de toutes charges comme dessus, avec les clauses ci-dessus en se constituant principal payeur, près de moi notaire stipulant et recevant, comme dessus avec hypothèque et obligation de tous et chacun les biens, meubles et immeubles présents et à venir quelconques du dit constituant. Et ainsi toutes et chacune les clauses susdites maintenir, remplir fermement et involablement observer et contre elles ne faire dire ou venir en droit ni en fait en aucune manière, le susdit noble Michel pour lui et les siens a convenu et promis audit sieur Prieur présent et stipulant et l'a juré sur les saints Évangiles de Dieu, les saintes Écritures par lui corporellement touchées. Sous la foi de tel serment prêté, il a renoncé pour les susdites et chacune d'elles à l'exception de contrat non non ainsi passé à convention non ainsi passée. . . . . . .

(Suivent des formules notariales de nul intérêt) . . . .

Fait à Avignon, dans la maison d'habitation de vénérable et circonspecte personne Jean Malteti, licencié ès lois, présents le dit Jean Malteti, Celerier et Gilbert Riversati, clerc du diocèse de Mende, habitants d'Avignon témoins à ce spécialement appelés et requis.

Et ensuite, l'an du Seigneur, indiction et pontificat ci-dessus, le douzième jour du mois d'Août, en présence de moi notaire public et des témoins souscrits, à ce spécialement appelés et requis, personnellement constituée la susdite noble dame Antoinette, épouse du susdit noble Michel de Valpergues, instruite de la vente dudit moulin et autres possessions, avec la licence et autorité dudit noble Michel, son époux là présent, lui donnant et concédant licence et autorité pour tout ci-dessous écrit, a ratifié, approuvé, homologué et confirmé la dite

vente et tout ce que dessus, en faveur du dit sieur Pierre Cordoneri présent et stipulant et acceptant pour le dit monastère ; elle
l'a eu pour ratifier et agréable et, en outre, a donné, cédé et
remis et s'est perpétuellement désemparée de tous droits et de
toutes actions qu'elle avait ou lui compétaient en et sur le dit
moulin et les dites possessions, à n'importe quel droit, titre ou
cause, en faveur des dits frère Prieur et couvent. Desquels
droits et actions, la dite dame Antoinette, pour elle et les
siens susdits se divestit et en investit le dit Prieur présent et
stipulant, comme dessus, par touchement des mains droites,
ne retenant autrement sur les dites aucune action avile ou
naturelle, sous les obligations, soumissions, paches, conventions, renonciations et autres clauses inscrites et décrites au
présent instrument.

Et ainsi toutes les susdites et chacune d'elles tenir et n'y
contrevenir, la dite dame Antoinette a promis et convenu
envers le dit Prieur présent et stipulant, comme dessus, et elle
l'a juré sur les saints Evangiles de Dieu, les saintes Ecritures,
par elle spontanément et corporellement touchées, et, sous
le même serment, pleinement instruite, comme elle l'a dit, de
ses dits droits et les ayant comme certains, elle a renoncé
spécialement et expressément à la loi Julia du fond dotal ne
devant être aliéné, au bénéfice de Senatus consult et Ville
ran : « Si a me », authentique « Si qua mulier » et à tous les
autres droits et faveurs de droits envers les femmes et leurs
dots, autrement, de quelque manière que ce soit, introduits
ou à introduire et à tous autres droits et aides faire ou venir
ou s'aider elle et les siens contre la dite vente.

Desquelles choses universelles et singulières le dit sieur
Prieur a requis pour lui et le dit couvent lui être délivré un
ou plusieurs publics instruments par moi notaire public souscrit, que furent faites dans le dit moulin de Tartays, y présents
honorables hommes Concho. Concho d'Avignon et Raymond
Hugonet, du diocèse de Besançon, témoins à ce spécialement
appelés et requis.

Et je Jacques Girardi, du diocèse d'Annecy, citoyen et habitant d'Avignon, notaire public des autorités apostolique. et impériales, qui des susdites ai pris note et desquelles j'ai extrait le présent instrument de ces deux peaux de parchemins jointes ensemble dont la première, dans sa dernière ligne, commence « gilia » et se trouve dans la dite ligne d'une autre main occupé à d'autres affaires, j'ai rédigé en cette forme publique et j'ai souscrit de ma propre main et requis ai signé de mon sceau accoutumé en foi et témoignage de toutes et chacune les susdites choses.

V

Transaction avec les autres Cosseigneurs de Caumont

(15 Avril 1469)

. . . .

Au nom du Seigneur, ainsi soit-il, sachent tous présents et à venir, qui verront, liront ou entendront le contenu au présent acte public que l'an à la nativité du dit Seigneur mil quatre cent soixante neuf, indiction seconde prise en la dite année suivant l'usage de la Cour Romaine, et le quinzième jour du mois d'avril an ciquième du pontificat de notre Saint Père le Pape, Paul second par la grâce de Dieu comme depuis longues années plus leurs procès, altercations et querelles avaient été mur, et restaient encore indécis entre noble et circonspect homme M. le Procureur fiscal de Notre Saint Père le Pape et sa cour temporelle d'Avignon, et nobles et égrègés personnes Messieurs le Consul et Conseil de la dite ville, en tant que touche et peut toucher, notre dit Seigneur Pape, et l'universalité ou communauté de la présente ville d'Avignon, tant conjointement que séparément, d'une part, et respectables et puissants Messieurs Michel de Valsparge et Antoine de Vénasque, Conseigneurs du lieu ou château de Caumont, diocèse de Cavaillon, et leurs prédécesseurs, et les sindics et communauté du dit lieu de Caumont, d'autre part, savoir sur ce et parce que les dits Messieurs le Procureur fiscal et Consul disent et assurent que la juridiction de notre dit S. P. le Pape, avec le domaine mère et mixte, et le terroir de la dite commune d'Avignon depuis un temps immémorial

5

s'étendait depuis le pont existant proche le monastére de la
Chartreuse de Bonpas en tirant ou allant jusqu'au sommet de
la montagne du dit monastère, continuant par la dite montagne
jusqu'au terroir de Châteauneuf, et qu'en deçu les dits termes,
ils avaient toute juridiction mère, mixte et impère, ainsi que les
pâturages et autres droits, et les dits conseigneurs de Caumont,
disaient et assuraient au contraire que leurs terroirs de tout
temps s'était étendu et s'étendait depuis la sixième pile du susdit pont jusqu'au pont des Pallières en suivant quelque broie
proche l'ancien chemin allant du dit pont au dit lieu de Morière,
lequel chemin sépare les terres de la Bastide Blanche et celles
de Mme l'Abbesse de St-Laurent-d'Avignon, jusqu'à une autre
broie du terroir appelé de Saumemorte, et, en suivant ainsi le
chemin, jusqu'à la tête de la Bastide Blanche, et de la dite
tête allant par le dit chemin jusqu'à quelque coin où les deux
chemins se joignent et qu'en dessous les dites limites ils
avaient la juridiction, pour la part les concernant, avec le pouvoir
mère et mixte, ainsi que les péages, cens et services et plusieurs autres choses que les dites parties disaient sur ce qui
pouvait donner lieu à des grandes querelles et procès mais
comme les susdits nobles Michaël et Antoine se seraient
toujours montrés jaloux de conserver les bonnes grâces de
notre Saint Père le Pape, et de vivre dans l'union et la paix
avec Messieurs les Consuls et Communauté, et qu'à leur tour
Messieurs les Consuls et officiers se seraient toujours compté
à en user de même à l'égard des dits MM. Michaël et Antoine
en acquieçant à toutes leurs justes réquisitions et demandes
comme ont dit et assuré par devant nous Notaire et témoins
soussignés, tout ce que dessus et ci-après écrit être vray.

Or, est-il que l'an de notre Seigneur, indiction, jour et pontificat susdits énoncés au commencement du présent acte, par
devant très Révérend père en J.-Ch. et Seigneur C., par la
miséricorde divine et la grâce du dit siège évêque de Nasni,
et lieutenant général et gouverneur pour notre Saint Père le
Pape de la dite ville d'Avignon et recteur du Comté Venaissin

en présence de nous Jacques Girard et Thomas de Colombier, notaires publics, et des témoins ci-après écrits sur ce spécialement appelé, et requis, personnellement établis, nobles Messieurs Pont de l'Artessus, procureur fiscal, Antoine Galien, Marabotin de Barthélemi et Gichardin de Barde, consuls de la dite ville, d'une part, et le susdit noble Michaël de Valsperge, conseigneur du dit lieu de Caumont, par lequel a promis faire agréer et ratifier tout le contenu au présent acte dans quinze jours prochains, sous les obligations et promesses ci-après, lesquelles parties, voulant pour le bien de la paix et union perpétuelle en venir à un bon accord sur tous les susdits procès et altercations, y mettre fin pour toujours, et obvier aux peines et dépenses présentes et futures. En conséquence, sous l'autorité et bon plaisir du dit M. le révérendissime gouverneur et lieutenant, les susdites parties, de bonne foi, leur plein gré et libre volonté, avec toute connaissance de cause, sans dol, fraude, déception, crainte ou erreur, solennellement stipulant et revenant de part et d'autre, pour elles et leurs héritiers et successeurs à l'avenir quelconques, sur les susdits procès et querelles et leurs émergences, incidences, dépendances et connexes, ont amiablement transigé, convenu et accordé et mis fin pour toujours ainsi que suit.

Et premièrement ont transigé, convenu et accordé les susdites parties et chacunes d'elles aux noms que dessus qu'en signe de division les susdits terroirs seront terminés et limités par plantation de termes, ou pierres qui seront posées et plantées dans les endroits plus opportuns, à l'arbitre, de vénérable et circonspect homme M. Guillaume de Rici, licencié ez lois, et de noble Elzéard de Plam, habitants de Château-Neuf, diocèse de Cavaillon, communément choisis et désignés par les parties, ainsi et de manière que tout ce qui se trouvera du côté de la présente ville, et en deça des susdits termes et limites à planter ainsi qu'a eté dit, soit, et doive être et à jamais rester sous l'entier domaine et juridiction de notre Saint Père le Pape et de sa dite cour temporelle d'Avignon, et dans et du terroir commun et public de la dite ville d'Avignon, citoyens et habitants d'icelle, et au contraire que tout ce qui se trouvera en delà les dits termes, du côté du levant, soit et doive être du territoire desdits conseigneurs, selon que chacun regarde, avec toute juridiction, mère mixte et impère sauf cependant que les susdits conseigneurs du dit lieu de Caumont ne pourront par eux mêmes ou tous autres exiger ou lever aucun péage ou droit de péage d'aucunes personnes passantes par le dit terroir, avec quelles marchandises que ce soit ou effet, en deça le susdit monastère de Bonpas. Et la même, pour plus ample déclaration et exécution, de tout ce qui est ci-dessus et sera ci-après écrit, les susdits nobles Michel et M. le Procureur fiscal, selon que chacun d'eux touché, aux susdits noms, ont cédés et remis pour toujours savoir : le dit noble Michel à Notre Saint Père le Pape et à sa dite cour temporelle d'Avignon, et à son tour le dit Procureur fiscal, aux dits conseigneurs de Caumont savoir *toute juridiction quelconque, mères et mixtes impère*, si aucun ont et leur compette, savoir aux dits nobles Michel (de Valsperge) et Antoiue de Venasque en deça et au susdit Saint Père le Pape, en delà les dits termes, toutes dues stipulations comme dessus intervenant de part et d'autre et avec et sous toutes les autres clauses opportunes.

Plus ont transigé, convenu et accordé les susdites parties, que, par une telle division des dits territoires, *il ne sera porté aucun préjudice à Messieurs les Consuls, citoyens et habitants de la dite ville, dans le droit et possession où ils sont, et ont été jusqu'à présent de prendre l'eau à la rivière ou fleuve de Durence en deçà et au delà le pont qui s'y trouve construit, et de faire conduire la dite eau par son canal ordinaire, jusque à la présente ville; qui plus est, qu'ils puissent prendre la dite eau, et la faire conduire ainsi qu'on a coutume de faire, sans avoir demandé ni obtenu la permission de qui que ce soit nulla a quoquam petita seu obtenta licentia,* sauf néanmoins que Messieurs les dits Consuls ou autres députés pour la conduite de la dite eau ne porteront aucune sorte de préjudice à quels particuliers que ce soit, et si on fesait le contraire, qu'ils soient tenus sur ce payer tout ce que de droit, et ainsi Messieurs les susdits Consuls, au nom de la dite ville, ont promis faire.

Plus ont transigé, convenu et accordé les susdites parties et chacunes d'elles aux susdits noms, que le dit noble sieur de Valsperge, aux susdits noms, soit tenu et doive céder, remettre et désemparer pour toujours, aux susdits Messieurs les Consuls au nom de la dite ville, citoyens et habitants d'icelle, savoir tous et chacuns les pasquiers, pâturages, devents, forêts, cens, services, domaines directs et utiles, terres cultes et incultes, vignes, prés, vergers, et généralement tous et chaques droits de commis et autres, si aucun compettent et peuvent competter aux susdits nobles, Michel et Antoine, conjointement ou séparément, à quel titre que ce soit, en et sur toutes et chacunes les terres cultes et incultes. bastides, vignes, forêts prés, et autres prairies quelconques en deçà les susdits termes et plantes, ainsi que la même. — Incontinent et en exécution de la présente transaction, le dit noble Michel aux susdits noms a donné, cédé, remis et désemparé pour toujours aux susdits Messieurs les Consuls présents les dits paturages et autres susdits objets, desquels pasquiers, pâturages, devens, forêts et tous et chacuns autres susdits objets, il s'en est dévêtu et les siens, et en a solennellement invêtu les susdits Consuls aux noms que dessus, par touchement de leurs mains droites mutuellement fait, et les en a mis en la réelle et corporelle possession, faisant par là et constituant le dit noble Michel, au nom que dessus, en ce sur cès sortes de pasquiers, pâturages et autres susdits objets, les susdits Messieurs les Consuls présents comme dessus, vrais maîtres et légitime, procureurs, comme en leur chose propre et les y mettant en leurs noms, lieu et droit ou place, de manière que dez à présent et ensuite les dits Messieurs les Consuls puissent, et soient en droit de tenir et posséder les dits pasquiers, pâturages et autres susdits objets, et pour y ceux agir, approuver, et se défendre siter, en jugement, donner mémoire et pétition et faire et dire tout ce que d'ailleurs de vrais maîtres et procureurs légitimes peuvent et doivent faire en quelle manière que ce soit, en et de leur propre chose, assurant et disant le dit noble Michel, au nom que dessus, n'avoir fait aucune donation, cession, remission ou autre aliénation quelconque, en tout ni en partie, des susdites juridictions, pasquiers et autres susdits objets, à aucune personne, comp., collège ou communauté, promettant au surplus le dit M. Michel, aux noms que dessus, aux susdits Messieurs le Procureur fiscal et Consul présent comme dessus, des susdites juridictions, pasquiers, pâturages et autres susdits objets, leur faire avoir et tenir, comparer et défendre contre toutes sortes de personnes qui voudraient leur faire ou intenter procès, querelles, pétition ou demande, et de leur en être de toute éviction générale et particulière, et a généralement promis sur ce tout ce qui peut leur competter, et si pour tout ce que dessus les dits Messieurs le Procureur fiscal et Consuls ou les leurs susdits étaient appelés en cause, ou qu'il y eut sur ce procès et querelle, a prnmis et promet le dit noble Michel, aux noms que dessus, qu'il la ou les prendrait toutes sur soy et qu'il les conduira et poursuivra à ses propres frais et dépens du dit Michel, aux noms que dessus et des siens, jusqu'à la fin et décision de chacun d'iceux *sauf, le droit de depaître leurs animaux, au-dessous des dites limites et pâturayes communs du dit noble Michel, aux noms que dessus, et aux dits habitants de Caumont seulement et par au delà, ainsi qu'ils étaient en coutume de faire.*

Plus ont transigé, convenu et accordé les susdites parties et chacunes d'icelles aux noms que dessus, qu'avec et au moyen de tout ce que dessus les susdits Messieurs les Consuls au nom de la dite ville, soient tenus et doivent donner, *remettre, payer, et réellement en effet de livrer au dit noble Michel aux noms que dessus trois cent cinquante florins ainsi que là même, et incontinent les dits Messieurs les Consuls ont réellement livré les dits trois cent cinquante florins audit noble Michel, en cent cinquante huit écus d'or nouveau, réelle et continuelle numération intervenant,* en présence de nous notaire et témoins ci-après écrits, ainsi et de manière que le dit noble Michel, aux noms que dessus, se tient et reconnaît pour bien payé et satisfait des susdits trois cent cinquante florins, et en a quitté et libéré à perpétuité les susdits Consuls et Communauté, ainsi que tous autres quelconques que concerne ou intéresse et intéressera à l'avenir, et a fait pacte, réel, personnel, valide et solennel, de n'en jamais plus faire demande en tout ni en partie, renonçant le dit noble Michel à l'exception de n'avoir pas reçu les dits trois cent cinquante florins, qu'ils ne lui ont pas été nombrés, comptés et retirés par lui aux noms que dessus, et à tout espoir de future réception et numération d'iceux, à l'erreur de calcul et à toute autre exception et droit en tout ce que dessus.

Plus ont transigé, convenu et accordé les susdites parties et chacunes d'elles, aux noms que dessus, que sur les limites ou termes de pierres énoncés ci-dessus, à placer et planter pour la division à perpétuité des susdits terroirs, seront sculptées et mises, savoir, du côté de la présente ville d'Avignon, les armes de l'Eglise et au-dessous celles de la ville, et de l'autre côté, les armes des dits Conseigneurs du susdit lieu de Caumont, et cela au premier jour, à la première réquisition de Messieurs le Procureur fiscal et Consuls, et ainsi les susdites parties aux noms que dessus, ont voulu et expressément consenti que la susdite transaction fut définitivement exécutée, aux frais néanmoins et propres dépens de la - dite ville d'Avignon.

Plus ont transigé, convenu et accordé comme dessus les susdites parties et chacune d'elles, aux susdits noms, que chacune d'icelle paye et soit tenue payer toutes les autres dépenses faites à l'occasion des susdites choses, et à quelles personnes quelles soient dues.

Plus ont transigé, convenu et accordé les susdites parties et chacunes d'icelles qu'avec, et moyennant, et sous toutes et chacunes les conditions et réserves ci-dessus, soit et demeure paix, amitié et fin perpétuelle entre les dites parties.

Lesquelles transactions, accord, convention, confession, reconnaissance, promesse et convention, et tout ce que dessus, les susdites parties et chacunes d'icelles, aux noms que dessus, c'est-à-dire l'une à l'autre et tour à tour, ont promis et convenu les avoir toujours pour agréables et fermes, ainsi qu'ils les ont pour telles, déclarant n'avoir rien fait ou dit par le passé, ne vouloir rien dire ni faire ou consentir qu'on fasse rien à l'avenir au moyen de quoi on puisse enfreindre et retracter la moindre chose de tout ce qui est ci-dessus et sera ci-après écrit ; ou autrement les faire annuler et atténuer en quelle manière que ce soit, ni qu'elles obtiennent et doivent à jamais obtenir en rien la moindre diminution de leur fermeté en et sous la réfection, restitution, payement et amende de tous et chacuns les dommages, peines, détours, intérêts et dépenses à faire et supporter par les susdites parties et chacune d'icelles aux noms que dessus, et les leurs par la faute ou défaut de l'autre ou de l'une d'icelles, tant en jugement que hors, quelle manière que ce soit.

Pour toutes et chacunes les susdites choses tenir, garder, accomplir, fermement et inviolablement observer, et ne pas y venir contre aucune de droit ni de fait en aucune manière, les susdites parties et chacune d'elles aux noms que dessus, c'est-à-dire l'une à l'autre et chacune à son tour, ont obligé, hypothéqué et solennellement soumis et soumettent, savoir Messieurs les susdits Consuls tous et chacuns les biens de la dite ville d'Avignon, et le susdit noble Michel de Valsperge, tous ses biens, château, terres et domaines, et ceux du dit noble Antoine de Vénasque, meubles et immeubles présents et à venir quelconques, aux juridiction, rigueur, contraintes, stiles, forces et purs examens des Cours et de Messieurs de la Cour de la Révérende Chambre apostolique et dudit auditeur général, vice-auditeur, du lieutenant, du Viugevent, et commissaire, spirituelles et temporelles, d'Avignon, Cavaillon et de tout le Comtat Venaissin, ainsi que du petit sceau royal de Montpellier, du Dauphiné, Chambre des Comptes d'Aix, et des Conventions Royales de Nismes, et Messieurs les Juges et Officiers des dites Cours et de tous Ministres et Officiers de Justice quelconques exerçants, de quels pouvoirs et autorités qu'ils soient revêtus, et d'eux et de chacun de Messieurs leurs représentants, et par pacte exprès de toute autre Cour ecclésiastique et séculière, dans laquelle ou lesquelles il se ferait que le présent acte fut présenté et produit.

Par lesquelles Cours et chacune d'icelles, et par ceux et chacuns de Messieurs leurs lieutenants (ou représentants) les susdites parties et chacune d'icelles, aux susdits noms, ont voulu et expressément consenti et consentent pouvoir vouloir et devoir elles-mêmes et chacunes d'elles, aux noms que dessus, être forcées, contraintes, monestées, excommuniées, aggravées reaggravées, livrées au bas séculier, citées, gagés leurs susdits biens, saisis, vendus, distraits et aliénés pour toujours et être saisis, et traduits en jugement par tous autres modes et plus fortes formes que faire se pourra, suivant les forces et stiles des dites Cours et chacune d'icelles jusqu'au plein et parfait complément et entière observance de tout le contenu au présent acte, et chacune des dites choses de manière cependant qu'ayant choisi l'une ou plusieurs des dites Cours quelles que ce soit, conjointement ou séparément, et le jugement commencé, ou même continué en icelle ou l'une d'icelles quelconques, les susdites parties ou les leurs n'en puissent pas moins aller, revenir et recourir à l'autre ou à l'une des autres Cours qu'elles aimeront mieux choisir, soit avant ou après que l'affaire ou le procès aura été contesté, et là même dans la ou les dites Cours faire tous procès, et après les avoir commencés, les continuer là ou ailleurs, nonobstant l'exception du jugement commencé et toute autre exception quelconque, sans que par un tel choix ils puissent en résulter le moindre préjudice contre eux ni les leurs, prorogeant totalement et expressément en pareil cas en leur faveur et des leurs la juritdiction des susdites Cours et chacunes d'elles, et susdits Messieurs et chacun d'eux, au surplus là même et incontinent et sans le moindre intervalle de temps, les susdites parties et chacunes d'elles, de leur plein gré, science certaine et libre volonté, par tous les meilleurs moyens et formes qu'elles ont sus, pus et dus, sans cependant la révocation de leurs autres procureurs quelconques déjà établis par elles, aux noms que dessus, ont fait, constitué et solennellement créé pour leurs vrais, certains et indubitables procureurs, acteurs, facteurs et gérants de leurs affaires ci-après décrites et pour leurs courriers spéciaux et généraux, de manière cependant que la spécialité ne déroge pas à la généralité, et ni au contraire, savoir égrégés, vénérables et circonspects hommes, Messieurs Antoine Rolland et Pierre Laisonna, docteurs en droits, André Jeard, Dragonet Merle, Claude de Croix, Jean Cencier, Nicolas de Posillac, et Etienne Tastule, licenciés tant aux lois qu'aux décrets, Amédée Bertrand, Pont Larcesrut, Pierre Rolland, Jean Major, Pont de Sainte-Marie, Laurent Thomassin, Jean Michon et Bernard Gébelin, jurisconsultes, la ville d'Avignon les procureurs, de même que tous autres procureurs fiscaux, clavairiés, notaires et écrivains, et autres Messieurs les Justiciers et Officiers ordinaires des susdites Cours, et de chacunes d'icelles, qui sont à présent et seront pour lors, dont ils ont eu et voulu avoir les noms et prénoms pour suffisement exprimés, et conséquemment valoir tout comme s'ils étaient ici exprimés, absents comme présents, et chacun d'iceux pour le tout, de manière cependant que la condition du premier occupant ne soit pas meilleure, ni celle du dernier plus mauvaise, mais que ce qui aura été commencé par l'un d'eux puisse être poursuivi, arbitré, terminé et fini par l'un ou les autres d'iceux et entièrement conduit jusqu'à son entier dû, c'est-à-dire spécialement et expressément pour, à la première et simple réquisition des susdites parties constituantes aux noms que dessus, et pour elles et chacune d'elles, confesser et publiquement reconnaître

devant le ou les juges et officiers ordinaires des susdites Cours,
et chacune d'elles, ou l'une de celles qu'il aura plu à l'une
des dites parties de choisir, que tout le contenu dans les susdites transactions et accords énoncés au présent acte est vrai ;
et pour entendre et prendre sur soi tout mandat judiciel,
remontrances, condamnations, excommunication et autres
sentences et ordonnances que ces ministres de la justice, quel
qu'il soit, auront voulu prononcer et promulguer contre les
dites parties constituantes aux noms que dessus et les leurs,
pour en obtenir la satisfaction et observant de tout le contenu
en la présente transaction, pour vouloir et consentir qu'elles
soient portées et promulguées et qu'on y acquiese de plein
gré, et pour faire et exercer tout ce qui est de stile et de
coutume, ou qu'on est en usage de faire en pareil cas, non
osbtant tout, omission quelconque, fussent même telles qu'elles
eussent besoin d'un mandat plus particulier que celui ci-dessus
exprimé, promettant les dites parties et chacune d'elles à nous
Notaires publics soussignés, comme personnes communes et
publiques, ici présents, solennellement stipulant et recevant
au nom et pour tous et chacun de ceux qu'il intéresse et intéressera à l'avenir, qu'elles auront toujours pour agréable,
valide et ferme tout ce qui sera dit, fait et passé ou autrement
traité en quelle manière que ce soit par leurs susdits procureurs, et lequel d'iceux que ce soit, pour le tout en relevant
dès à présent, comme pour tous leurs susdits procureurs, et
chacun d'eux pour le tout, de toute obligation de satisfaire en
quoi que ce soit, et voulant qu'ils soient entièrement relevés,
et ont promis pour eux et chacun d'eux comme dessus de ster
en jugement et payer tout ce qui sera jugé, avec toutes les
clauses qui doivent en résulter et se constituant principaux
payeurs pour le tout, au pouvoir de nous Notaires présents
comme dessus, sous l'expresse hypothèque et obligation de
tous et chacun les biens des dites parties constituantes, meubles
et immeubles, présents et avenir généralement quelconques.

Et ainsi les susdites parties et chacune d'elles, aux noms que dessus, savoir l'une d'elles à l'autre, et chacune à leur tour, ont promis et convenu tenir, garder, accomplir fermement et inviolablement observer tout ce que dessus et ne rien faire, dire ou venir contre de droit ni de fait en aucune manière, et l'ont juré sur les saints Evangiles par elles et chacune d'elles spontanément, corporellement touchés, et chacune d'elles a juré sous la foi desquels serments ainsi prétés elles ont renoncié, sur tout ce que dessus, à l'exception du contrat non ainsi célébré, et de la chose non ainsi passée, et autrement qu'il a été plus ou moins fait et écrit, qu'il n'a été dit ou récité et au contraire du mauvais dol, vigilance, crainte, fraude, de lézion ou déception dans le fait, à l'action et condition indue et sans cause, et pour cause juste et injuste, licite ou honteuse, à la pétition et offre de libelle et simple pétition et au transcrit de cet instrument vrai et public, ou de sa note par manière d'actes, ou autrement en quelle manière que ce soit, et au vingt-cinq, dix et quinze jours de délai et férier de moissons et vendanges, annuelles, biennales, trienales, quadrinales et quinquinnales et autres trèves de temps plus ou moins long, au privilège du Barreau et à la loi : *Si convenerit de jurisdictione omnium judicum f.f.*, et au droit disant la confession faite hors jugement ne valoir, et que le jugement doit finir où il a été commencé et dans les contrats le renvoi ne devait se faire de lieu à autre, et le traité devant son juge non compétent, pouvait décliner le Barreau et exercer son regret avant le procès discuté et au droit disant, la transaction sur chose claire et non douteuse en valoir, et à la Constitution des Souverains Pontifes Urbain cinq, Grégoire onze, et Clément sept, d'heureuse mémoire, par laquelle tout procureur doit se garder et confesser une redevance, sans au préalable avoir appelé le débiteur principal, s'il existe en la cour de Rome ou de la ville d'Avignon, et à tous privilèges, indults, grâces et rescripts apostoliques, impériaux et royaux, et autres quelconques impétrés et à impétrer, concédés et à concéder, et à tout autre droit canonique et civil, divin et humain, nouveau et ancien, usages, rits, coutume et statut, faveur, grâce et rescripts, immunité et franchise, et à toute chicane, tromperie, défense, secours et subterfuge, au moyen desquelles on puisse faire dire ou venir contre ce que dessus, ou partie d'icelui et sans aviser ou défendre soi-même ou les siens, et aux droits disant ne pouvoir être renoncé au nouveau droit compétent, et la générale renonciation au valoir si la spéciale ne précède.

En tout quoi, et chacun des articles ci-dessus, le susdit Révérendissisme Monsieur le Gouverneur et Recteur, à l'instance et réquisition des susdits Messieurs les Consuls et du dit noble Michel ici présents, et pour la plus grande sûreté des susdites parties et la corroboration du présent acte public, a agréé la dite transaction et tout le contenu du présent acte, et l'a approuvé et confirmé en tant que de besoin, et y a interposé son autorité et décret et celui des dits Lieutenant et celui des dits Lieutenant et Officiers de la rectorie.

De tout quoi et chacune des choses susdites, les parties prénomnées, et chacune d'elles, selon que respectivement touché, ont demandé et requis qui leur fait à chacune et aux leurs un ou plusieurs actes, par nous Notaires soussignés, qu'a été fait à Avignon dans le palais apostolique et galeries du dit Révérendissime Monsieur le Gouverneur, en présence de noble, vénérable et prudent homme Jean de Botis, souviguier de la dite ville d'Avignon, M. Jean Blanchi, chanoine de Cavaillon, Gaspard de Bone, du Vivarais, et Reymond de Colombier, courrier du diocèse, habitant d'Avignon, témoins sur ce spécialement appelés et requis,

Et de moi Jacques Girard, du disocèse d'ami, citoyen et habitant Avignon, Notaire public d'autorité apostolique et impériale ; qui était présent à tout ce que dessus, lorsque cela cela se traitait ainsi qui est énoncé par et entre les susdites parties, devant le Révérendissisme Monsieur le Recteur et Gouverneur et les susdits témoins conjointement avec honorable Maître Thomas de Colombier, greffier et notaire soussigné, les ayant ainsi vues et entendues faire et dont j'ai pris note avec le dit Maître Thomas, de laquelle j'ai extrait le présent acte public avec le dit Maître Thomas, fidèlement écrit par autre main, moi étant occupé à autres affaires, et que j'ai rédigé en cette forme publique que j'ai signé de ma propre main, après y avoir apposé mon sceau accoutumé, en foi et témoignage de tout ce que dessus, y ayant attaché le sceau en plomb de la Cour temporelle de la dite ville d'Avignon, étant requis et prié,

Et de moi susdit Thomas de Colombier, autrement dépenne d'Avignon, notaire public apostolique et impérial de la dite ville d'Avignon, greffier de la Cour temporelle et du Conseil de la dite ville, qui, pendant que toutes ces choses se traitaient ainsi qu'est porté ci-dessus par et entre les parties susnommées, devant le susdit Révérendissime Recteur et Gouverneur, ai été personnellement pressé, conjointement avec honorable et prudent homme Maître Jacques Girard, notaire public, et les témoins susnommés ayant également vu et entendu toutes et chacune de ces choses se faire ainsi, et desquelles j'ai pris note avec le dit Maître Jacques, de laquelle note j'ai extrait ce présent et véritable acte public fidèlement écrit et grossoyé par autrement, moi étant occupé à autres affaires, et que j'ai rédigé en cette forme publique et l'ai souscrit de ma propre main, après l'avoir scellé de mon sceau authentique dont je me sers dans mes actes publics, avec apposition, de la bulle ou sceau en plomb de la dite Cour temporelle d'Avignon, l'a signé, en foi, force et témoignage de tout ce que dessus.

VI

Vente par Étienne de Simiane, seigneur de Chateauneuf, aux Consuls d'Avignon, de l'eau du fuyant du moulin du dit lieu.

(23 Juin 1477)

Au nom du Seigneur. Amen. Sachant tous et chacun devant voir, lire ou entendre la teneur du présent instrument que l'an de la Nativité du même Seigneur, mil quatre cent septante sept, indiction dixième, le vingt-troisième jour de juin du pontificat, etc.

Par devant Ange de Geraldini, par la grâce de Dieu et du Saint Siège apostolique, évêque de Sesse, lieutenant de révérandissime seigneur Julien, par la miséricorde divine, cardinal prêtre du titre de Saint Pierre ès Liens de la sainte Eglise romaine, vicaire général et gouverueur au spirituel et au temporel, en la cité d'Avignon, Comtat Venaissin et terres adjacentes, pour notre Saint Père le Pape, et noble Louis de Perussis, lieutenant de noble et puissant seigneur Jean de Damians, coseigneur des lieux de Priasme et de Montault, viguier de la ville d'Avignon, au palais apostolique et dans les galeries du dit, etc.

Personnellement constitué magnifique et puissant seigneur Etienne de Simiane, seigneur du lieu et baronnie de Château-neuf, diocèse de Cavaillon, de bonne foi, gratis sans dol, fraude, exception, crainte ou erreur, pour lui et ses héritiers et successeurs quelconques à l'avenir, a vendu et, sous titre de pure et irrévocable vente, a cédé et remis à perpétuité à nobles hommes Pierre de Sade, Antoine Simon, de Damian,

Pierre Ambergne, consuls, et Accurse Guilhoti, licencié ès lois, assesseurs de la présente ville d'Avignon, et à Antoine Hueti, Pierre Rollands, docteurs ès droits, Rodolphe de Perussis et Barthélemy du Laurens, conseillers et citoyens et habitants d'Avignon, et députés par les dits consuls et Conseil d'Avignon, pour les actes souscrits, là présents, acheteurs et stipulants et aceptants au nom et place de toute la ville d'Avignon, assavoir toute la fuite de la Sorgue ou aqueduc du béal du moulin du seigneur de Châteauneuf, sis au terroir du dit lieu de Châteauneuf, pour la conduire à perpétuité à travers la terre et juridiction du dit seigneur sur le territoire d'Avignon et dans la dite ville, par les lieux à désigner par les dits seigneurs consuls ou députés, pour le prix convenu entre les dites parties, de soixante quinze florins, monnaie courante à Avignon, lesquels le dit noble Etienne de Simiane, pour lui et les siens susdits, a confessé avoir eus et réellement reçus des mêmes susdits consuls présents et stipulants, comme dessus, ainsi et tellement que dit noble Etienne de Simiane, pour lui et les siens susdits, s'est tenu et réputé pour bien content et satisfait en a quitté les susdits seigneurs consuls, assesseur et députés et toute la ville susdite, les stipulations susdites intervenant, etc.

Le dit seigneur de Châteauneuf a vendu et cédé et a remis, à perpétuité, pour lui et les siens, aux dits seigneurs, consuls et députés susdits, présents, achetants et stipulants, comme dessus, la dite fuite d'eau ou aqueduc du susdit béal du moulin aux pactes et conditions suivantes :

Premièrement, il a été de pacte convenu entre les parties et confirmé par solennelle et valable stipulation, que la dite ville d'Avignon puisse et doive et soit tenue à perpétuité, de recevoir la dite fuite d'eau de la Sorgue ou aqueduc du béal du susdit moulin dans la partie et dans le lieu qui paraîtra convenable à la dite ville ou aux dits députés existant actuellement ou plus tard, sans préjudice toutefois du dit moulin et sans empêchement du cours de l'eau de son béal.

De même il a été de pacte convenn entre les parties et confirmé par solennelle et valable stipulation que si la dite ville n'avait point assez d'eau, par la dite fuite ou aqueduc, en ce cas, il lui soit permis et licite de prendre à la prise d'eau du béal du dit moulin et au lieu ou la prend et a coutume de la prendre le dit seigneur de Châteauneuf, autant que la dite cité ou ses députés jugeront lui être suffisante, d'agrandir et et d'augmenter à sa volonté, pour avoir son cours par le béal du dit moulin, au territoire et à la présente ville d'Avignon, en suivant les accords et conventions passés par le dit seigneur de Châteauneuf avec les habitants du Thor, sans préjudice, toutefois, du moulin et du territoire de Châteauneuf.

De même il a été de pacte entre les dites parties, convenu, accordé et confirmé par solennelle et valable stipulation que, au cas ou le dit moulin, à l'avenir, cesserait de moudre, la dite ville d'Avignon ou ses députés puissent et aient licence de prendre l'eau en abondance et autant qu'ils voudront, sans préjudice du dit moulin et du dit territoire de Châteauneuf, au dessus du dit moulin, au lieu susdit, où il a coutume de la prendre et de la faire passer et couler par le béal en l'agrandissant et en l'augmentant, selon qu'il paraîtra bon à la dite ville ou à ses députés, et ensuite de la conduire par le béal creusé par la dite ville d'Avignon pour conduire l'eau de la Sorgue, comme il est dit ci-dessus, à la présente ville.

De même, il a été convenu et décidé par pacte entre les dites parties, confirmé par solennelle et valable stipulation, que, au cas que la dite eau traversât ou eût son cours dans les terres de quelques particuliers, la dite ville sera tenue et devra, comme l'on promis les dits seigneurs, consuls et députés susdits, aux noms que dessus, s'entendre et passer accord, au sujet de ce cours avec les mêmes particuliers.

De même il a été convenu et décidé, par pacte confirmé par solennelle et valable stipulation, qu'au cas où, en la dite eau et hors du dit béal, durant le territoire et la juridiction du dit seigneur de Châteauneuf, quelques délits seraient, à l'avenir, commis, la connaissance et la punition des dits délits, tant que s'étend la juridiction du dit seigneur de Châteauneuf et de son territoire, appartiendront au dit seigneur.

De même il a été de pacte convenu, comme dessus, que la dite eau de la Sorgue, traversant le territoire du dit seigneur de Châteauneuf, soit considérée comme appartenant à perpétuité à la dite ville d'Avignon.

De même il a été de pacte convenu entre les dites parties et confirmé par solennelle et valide stipulation que le dit seigneur de Châteauneuf ou les siens par eux et par personnes interposées, sous n'importe quel prétexte, ne pourront donner aucun empêchement au cours de la dite eau, ni la retenir sous aucun prétexte.

De même il a été de pacte convenu entre les dites parties et confirmé par solennelle et valide stipulation, que le dit seigneur de Châteauneuf et ses hommes du dit lieu puissent et aient faculté, au lieu où seront les abrevoirs du dit béal de la Sorgue, durant le territoire, la juridiction et les limites des pâturages du dit seigneur de Châteauneuf, d'abreuver leurs animaux, en réparant les rives du dit béal dans les parties dans lesquels le dit seigneur de Châteauneuf ou ses hommes auront causé, en ce cas, quelque dommage.

De même il a été convenu par pacte confirmé par solennelle et valide stipulation, que la dite ville et aucun de ses habitants ne pourront faire ou élever aucun moulin à blé, depuis la dite prise d'eau jusqu'au béal de la Durançole situés entre les bastides de nobles Dominique de Panise et Georges de Fontanilles.

De même il a été convenu comme dessus, conclu et arrêté entre les dites parties, et confirmé par solennelle et valide stipulation, que nul ose ou présume pêcher ou faire pêcher dans le dit béal de la Sorgue, durant le territoire et la juridiction du dit seigneur de Châteauneuf, sans sa permission ou celle des siens.

De même il a été convenu et, comme dessus, arrêté et conclu entre les dits parties, que la dite ville d'Avignon sera tenue et

devra, ainsi que l'on promis et sont convenus les susdits
consuls et députés, au nom d'icelle, le dit seigneur de Châteauneuf, présent et stipulant pour lui et les siens susdits, bien
et duement faire et entretenir le dit béal, depuis la fuite du
moulin et au delà, de telle façon qu'il n'apporte aucun
dommage au territoire de Châteauneuf ou à moulin du dit
seigneur.

De même il a été convenu et arrêté par pacte entre les dites
parties et confirmé par solennelle et valide stipulation que ledit
seigneur de Châteauneuf sera tenu et devra, comme il l'a
promis, pour lui et les siens susdits, la dite eau a recevoir,
selon la forme et aux conditions susdites, aux dits consuls et
députés, présents et stipulants comme dessus, en suivant la
forme des conventions et accords passés par le dit seigneur de
Châteauneuf avec le seigneur et les hommes du Thor, faire,
avoir, tenir, maintenir et défendre contre toutes et chacunes
personnes, tant ecclesiastiques que séculiers, et entendant sou-
lever contestations ou procès à la dite communauté, les procès
et causes ainsi soulevés et à soutenir, prendre comme siennes,
les conduire et poursuivre à ses propres frais et dépens et des
siens, etc. Lesquelles vente, cession, remission, pactes, etc.

Ce fut fait à Avignon, an que dessus, assavoir dans le palais
apostolique et dans les galeries du dit, présents égrèges,
nobles et honorables hommes Chrisophore Bottini, docteur ès
droits, Guillaume de Rochelle, licencié ès lois, Elzéar de Plana,
Alias Forneri, habitant du dit lieu de Châteauneuf, maîtres
Pierre Lambert et Antoine Aguilhatii, notaires publics,
citoyens et habitants d'Avignon à ce spécialement appelés et
requis.

VII

*Achat de moulin pour l'Hôpital Sainte-Marthe, autrement
de M. Bernard de Rascas, d'Avignon*

*Projets de la Ville de faire venir l'eau de la Sorgue
du Moulin de Châteauneuf, diocèse de Cavaillon, à Avignon
pour son nettoiement et appropriation*

(21 Juin 1546)

Au nom du Seigneur soit-il. A tous présents et à venir apparaisse évidemment et soit notoire que comme jadis le Conseil de la maison de ville de la présente cité d'Avignon eut délibéré de faire venir l'eau de la Sorgue du moulin de Châteauneuf de Monseigneur Giraud l'Ami, au diocèse de Cavaillon, dans la présente ville d'Avignon, pour son nettoiement, son appropriation et sa salubrité et eut délibéré à ces fins d'acquérir d'excellente personne M. Menald Guilhermi, docteur en médecine de cette même ville d'Avignon, un moulin dit le Moulin, de la Folie situé au terroir d'Avignon, au clos St-Jean, sur le canal de la Sorguette par lequel devait passer la susdite eau de la Sorgue. L'acquisition ci-dessus devait avoir lieu au nom et au profit de l'hôpital St-Marthe, autrement dit de Messire Bernard de Rascas de la présente ville d'Avignon. A ces fins le dit M. Menald Guilhermi, tant l'année du Seigneur mil cinq cent quarante quatre et la suivante que la présente année, fut sollicité et prié à diverses reprises par les magnifiques seigneurs consuls en exercice dans la maison de la ville, et par plusieurs autres citoyens d'Avignon, de vouloir bien vendre et aliéner son dit moulin au profit du dit hôpital, ce à quoi s'est aussi souvent refusé le dit Monsieur Menald, par le motif que le dit moulin lui était et lui est encore très profitable et avantageux, tant pour s'y réfugier en temps de peste que pour l'irrigation des prés qui compose son tènement. Cependant le dit M. Ménald Guilhermi, actuellement assesseur de la maison commune, cédant aux prières des magnifiques seigneurs consuls modernes, savoir de noble Louis d'Anselme, Roderic de Rapal et Vidal de Sucèrs et de beaucoup d'autres citoyens notables et conseillers de même hôtel de ville, voulant se rendre agréable à la ville et à l'hôpital ci-dessus, s'est offert et se déclare prêt à vendre le dit moulin au dit hôpital pour le le prix de quatre cents écus d'or au soleil de bon poids. Lequel prix sera compté au dit Monsieur Ménald, sous prélèvement de tous droits de lods et trézain dus et à payer à l'occasion de la vente de ce moulin.

Il a suivi et suit de tout ce que dessus que l'an de la Nativité du Seigneur mil cinq cent quarante six, indiction quatrième prise et comptée avec cette année, suivant l'usage de la Cour de Rome, et le vingt-unième jour du mois de juin, la douzième année du pontificat de Paul troisième, Pape par la Providence divine ; en présence de nous Girard Henrici, secrétaire de la dite maison de ville, et Honoré Jean, notaires, et des témoins plus bas nommés, spécialement requis et appelés pour assister aux présentes, étant et constitué en sa personne le susdit seigneur Menald Guilhermi, lequel, de bonne foi, de son gré et de sa bonne volonté, sans violence, dol, crainte, fraude, tromperie ou erreur, pour lui et ses successeurs quelconques à l'avenir, a vendu, livré, cédé. remis et désemparé entièrement et à perpétuité, et a donné la possession par titres et forme de vente, pour parfaite, consentie, agréable, simple et irrévocable, au dit hopital de Ste-Marthe, autrement dit de Messire Bernard de Rascas de la dite ville d'Avignon, noble Nicolas de

Boxio, de la dite ville, co-recteur présent et stipulant et recevant solennellement pour le dit hôpital, avec nous notaires soussignés, savoir est : son dit moulin appelé de la Folie, se composant du bâtiment du moulin, du haut en bas et du bas en haut, ainsi que des roues, meules et autres instruments et outils du dit moulin, plus le lit du canal, le jardin ou verger contigu au bâtiment du moulin, le bosquet et la place qui se trouve entre le mur contigu à la maison du dit Ménald Guilhermi et ses prés, le pont, le chemin qui va du dit pont au dit moulin, et le cours des eaux avec tous leurs droits et appartenances. Les objets vendus confrontent de deux côtés les prés du dit seigneur Guilhermi, vendeur, d'autre part un pré recemment acquis de maître Dominique Delorme par ce même M. Guilhermi, et de l'autre côté le lit de la dite Sorgue et le chemin public qui va de la ville d'Avignon au pont des deux eaux, et avec leurs autres confronts, s'il en existe de plus exacts que ceux sus énoncés. Sont exceptés toutefois et ne sont point compris dans la présente vente, mais expréssement réservés au dit seigneur Menald Guilhermi, les saules et les ormeaux qui sont au-dessous du dit moulin, sauf aussi et réservé, sur le dit moulin, canal, jardin, bosquet, place, pont et chemin ci-dessus désignés et confrontés, le domaine direct et la majeure seigneurie des dits seigneurs consuls et de la susdite commune, et le cens et service annuel et perpétuel d'un sou et demi, monnaie courante, payable à chaque fête de Pâques, et les droits de lauzer et trezener, celui de retenir par prélation avantage et communs et les autres droits prélimi-nences et prérogatives contenus et compris dans le domaine direct et la majeure seigneurie, et cela pour le prix sus énoncé de quatre cents écus d'or au soleil, de bon poids, franc, comme il a été dit ci-dessus, de tous droits de lods et trezain qui sera dû, payable le dit prix moitié à la prochaine fête du bienheureux saint Michel, archange, et l'autre moitié restante à la fête aussi prochaine de la Nativité de Notre-Sei-gneur Jésus-Christ ; lequel payement de la somme de quatre cents écus, les dits seigneurs consuls et Nicolas de Boxio, co-recteur du dit hôpital, excellente personne Messire Pierre Girardi, docteur ès droits, noble François de Galliens, seigneur des Issards, et Claude Bernardi, marchand député par le Conseil ici présent, ont, tant au nom de la dite maison commune qu'à celui des autres recteurs de l'hôpital susdits ici absents, et desquels ils ont promis, en leurs propres et privés noms, d'avoir l'agrément et de leur faire ratifier avec effet sans faute, d'ici à huit jours prochains, et autrement à quelque époque que ce soit, tout ce qui suit, et ce qui se trouve contenu et décrit dans le présent acte public, ont promis, sous les promesses et obligations, serments et renonciations et autres choses plus bas écrites, de faire effectuer et réellement acquiter, comme il vient d'être dit, au profit du dit Monsieur Menald Guilhermi, vendeur, présent, stipulant solennellement et acceptant pour lui et ses héritiers et successeurs à l'avenir quelconques.

Si cependant le susdit moulin à blé, avec ses roues, meules, canal, le jardin ou verger contigu à l'habitation, le bosquet et la place, le chemin et le cours d'eau sus vendus, confrontés et désignés avec tous leurs droits et appartenances, valaient actuellement davantage ou pourraient à l'avenir valoir plus que le prix sus énoncé de quatre cents écus, le susdit Monsieur Menald Guilhermi, vendeur pour lui et les siens susdits, a donné, accordé, cédé, remis et désemparé entièrement et à perpétuité, par donation pure, entière, ratifiée, acceptée, confirmée, simple et irrévocable, qu'il fait et déclare faire entre vifs, de toute plus value, ou plus grande valeur actuelle ou future. quelque grande qu'elle soit ou sera, quelque considérable que soit la somme à laquelle elle montera ou pourra monter, excédât-elle la moitié du juste prix. Il veut que cette donation ait dès à présent et conserve à l'avenir la force, la vertu et l'efficacité d'une insinuation judiciaire, et qu'elle ne puisse en aucun cas être révoquée à l'avenir pour cause d'ingratitude, de don excessif ou tout autre.

Le dit Monsieur Ménald Guilhermi, vendeur, se dévestissant et dépouillant des dits moulins, canal, artifices, jardin ou vergers, bosquet, place, pont et de tous leurs droits et appartenances sus vendus, confrontés et désignés avec leurs susdites entrées et issues, comme de droit ou autrement, comme il l'a pu, sçu et dû le mieux, le plus sûrement et avec le plus d'efficacité, en a heureusement investi de plein droit les susdits seigneurs consuls, recteurs et autres seigneurs députés, acquéreurs pour le dit hôpital et à son avantage et profit, sous le bénéfice de la stipulation qui précède, et ce par le touchement réciproquement fait de leurs mains droites avec celles des dits seigneurs et de nous, notaires soussignés. Il a déclaré ne se réserver, tant à lui qu'aux siens, en aucune façon, aucun droit, aucune possession utile ou action directe, et aucune parcelle du droit ou de la propriété du dit moulin à blé et de ses susdites prérogatives et appartenances, comme il ne s'en retient rien, mais transporte le tout sur le dit hôpital.

Le susdit Monsieur Menald Guilhermi, vendeur, a pareillement constitué les susdits seigneurs consuls, recteurs, co-recteurs ou députés acquéreurs pour le dit hôpital, ou plus proprement dit l'hôpital lui-même, et pour son avantage et profit, vrais seigneurs et légitimes administrateurs du dit moulin à blé et des objets mentionnés, vendus, confrontés et désignés ci-dessus, de leurs droits et appartenances susdits, comme leur chose propre acquise par juste et légitime titre, et que dès à présent et à l'avenir les dits seigneurs, consuls, recteurs et les autres seigneurs députés acquéreurs pour le dit hôpital et leur successeurs, pourront, à l'égard du moulin ci-dessus confronté et désigné et de ses artifices, canal, jardin ou verger, bosquet, place et pont, de tous leurs droits et appartenances, comparaître, se présenter, agir et se défendre en toute Cour ecclésiastique et séculière et autres quelconques, devant tous seigneurs juges ecclésiastiques et séculiers exerçant par délégation et le pouvoir d'une autorité quelle qu'elle soit, poursuivre leur affaire en justice, présenter toutes requêtes, passer des compromis, transactions, accomodement, venir donner, céder et obliger en garantie et hypothèque et de faire dire, exercer et procurer chacun et tous les droits qu'un vértable possesseur a et doit avoir sur sa chose propre, acquise par bons et valables titres, tant en vertu de l'usage que du droit en vigueur et comme lui-même vendeur aurait pu et du faire et disposer avant la présente vente, cession et remise, donnant et concédant le susdit Monsieur Menald Guilhermi, vendeur, aux susdits seigneurs consuls et recteurs et autres seigneurs députés ainsi qu'à l'hôpital lui-même, sous l'intervention de la stipulation qui précède, la licence, l'autorité, la faculté et le mandement tant spécial que général de prendre, quand il plaira et bon semblera aux dits acquéreurs et l'hôpital, la réelle, actuelle et corporelle possession des susdits moulins, canal, artifices, jardin ou verger, bosquet, place, pont, chemin et cours d'eau, et de leurs droits et appartenances, de la recevoir, d'y entrer, de s'en saisir, et nantir et de la garder. Et tant que les dits seigneurs acquéreurs n'auront pas pris cette possession, le dit Monsieur Menald Guilhermi, vendeur, s'est en attendant constitué pour tenir, garder et posséder au nom du dit hôpital le moulin sus vendu, confronté et désigné, et ses appartenances et droits sus relatés. Le dit Monsieur Ménald Guilhermi, vendeur, promettant comme il promet de faire avoir et tenir aux dits seigneurs et consuls, recteurs et autres seigneurs députés acquéreurs pour le dit hôpital ou même au dit hôpital, sous l'intervention de la stipulation qui précède, le moulin, le canal, les outils, le jardin ou verger, le bosquet, le pont, la place, le chemin et le cours des eaux ci-dessus désignés et confrontés, avec tous leurs droits et appartenances, et de leur en être de toute éviction générale et particulière, tant à l'égard de la propriété que de la possession, et de ce faire tant par lui-même comme vendeur que par ses héritiers et successeurs quelconques, et tous ayant et devant avoir à l'avenir, par titre universel et particulier, droit, nom, cause et action et ce sans dénonciation de la charge et nécessité, de laquelle dénonciation le dit vendeur relève par pacte exprès les dits seigneurs acquéreurs ou plus proprement le dit hôpital, et promet de prendre pour lui, à ses propres coûts et dépens, tous les procès et incidents ou les autres actes quelconques ayant force de droit et de fait, qu'ils existent ou qu'ils aient été encourus et soutenus en droit et en fait, sous la réserve toutefois des accords suivants.

Premièrement, il a été de pacte entre les parties susdites convenu et accordé, aux qualités qu'elles procèdent, sous la garantie de la stipulation sus énoncée, et dûment et légitimement affermi et confirmé par le serment ci-après, écrit par le susdit seigneur Menald Guilhermi, vendeur, possédera, pour servir à l'arrosage de ses prés, l'espacier existant et situé au-dessus du moulin et passant sous le dit jardin. Il a été aussi de pacte convenu et accordé entre les dites parties, aux qualités qu'elles procèdent, fortifié et garanti par le serment ci-après, que le dit seigneur Menald Guilhermi, vendeur et les siens sus-nommés, seront obligés et devront maintenir le dit espacier bien et convenablement ouvert à leurs frais et dépens, et acquitter les droits d'espacier de même que les autres arrosants.

Il a été aussi de pacte convenu et accordé entre les dites parties que le dit espacier appartiendra au dit vendeur seulement quant à l'usage et à la faculté d'arroser ses dites prairies.

De même il a été de pacte convenu et accordé entre les dites parties que le dit seigneur Menald Guilhermi, vendeur, sera obligé et devra tenir le dit espacier bien et suffisamment fermé avec une porte, une serrure et une clef ou un cadenas, ou autrement, dans les règles, formes et manières prescriptes pour les autres propriétaires d'espaciers existants sur la Sorguette.

Les susdites parties, en leurs qualités sus énoncées, traitant les unes envers les autres et en tant que chacune d'elles touche et concerne, ont promis et convenu d'avoir toujours, à perpétuité, les susdites ventes, cession, remise, donation, consentement et promesses, et toutes et chacunes les autres clauses ci-dessus et ci-après écrites, pour agréables, fermes et valables, et de les avoir et tenir ainsi à perpétuité, de les observer inviolablement et de ne les contrarier en rien, par parole ou par action, en droit ou en fait, en justice ou ailleurs, par elles-mêmes ou par l'entremise actuelle ou future d'un tiers, pour quelconque raison, occasion, droit, motif ou cause réfléchie ou à réfléchir, tacite ou explicite, ou de droit sous-entendu, de quelque manière que ce soit. Elles ont de plus déclaré qu'elles n'ont jusqu'à présent rien dit ni fait, et qu'elles ne feraient ni diraient rien à l'avenir qui pût atténuer en quelque manière et affaiblir toutes les conventions ci-dessus, contenues dans le présent acte, et chacune d'elles en particulier se soumettant au remboursement et à la restitution de tous les dommages, frais, intérêts et dépens et de chacun d'eux en particulier que l'une d'elles viendrait à faire, à souffrir et à encourir, par la faute et l'inobservation de la part de l'autre, de quelqu'une des présentes conventions, soit en totalité, soit en partie, et soit que les dits dépens ou dommages aient été supportés en justice ou dehors, en allant ou en retournant, en envoyant un ou plusieurs messages en salaires d'avocats, procureurs, notaires ou sergents, et en payant toutes autres personnes sur lesquels, coûts, dommages et dépens, quels qu'ils soient, à quelque somme qu'ils s'élèvent et quelles que soient leurs natures que les parties contractantes susnommées auront fait, encourus, payés ou non ; elles ont promis et convenu de s'en tenir et d'en croire la seule, naïve et simple parole de la partie adverse, et réciproquement, sans serment, témoins ou tout autre genre de preuve, que la simple affirmation qu'elles ont voulu, dans ce cas, être tenue pour une preuve, bonne, vraie, suffisante et valable, tout comme si c'était une sentence définitive, rendue par le juge compétent, dans les formes et les règles du droit, et que cette affirmation acquérait force de chose jugée, sans qu'aucun défaut d'approbation pût en suspendre l'effet.

Et pour une meilleure, plus certaine et plus efficace obsertion, garde et accomplissement ferme et inviolable de la totalité ou de l'intégralité des clauses ci-dessus contenues et spécifiées dans le présent acte public, et qu'il ne soit rien dit, fait ou machiné contre elle ou quelqu'une d'elles, en droit ou en fait, par les parties elles-mêmes ou par l'intervention actuelle ou future d'une tierce personne, par quelque motif, occasion, titre ou cause préméditée ou à préméditer à l'avenir, les parties contractantes susdites, en leurs qualités sus énoncées, ont obligé, grevé, soumis et hypothéqué l'une envers l'autre, aux forces, rigueurs, juridictions, contraintes. aux examens purs et mixtes et aux censures des Cours et des juges de la Chambre apostolique de notre Saint Père le Pape et de son chancelier, et de l'auditeur général, du vice-auditeur, du vice-gérant, du lieutenant et commissaire, tant pour le spirituel que pour le temporel, des villes et diocèses d'Avignon, Carpentras, Cavaillon, Vaison et de tout le Comté Venaissin, et généralement de toutes Cours constituées dans les États de notre très saint seigneur le Pape et de la sainte Église Romaine, et de chacune de celles des seigneurs auditeurs, vice-auditeur, vice-gérant, officiers, juges, présidents et de leurs lieutenants et de chacun d'eux seuls pour le tout, savoir le dit Monsieur Menald Guilhermi, vendeur, tous ses biens quelconques, présents et à venir, et les dits acquéreurs, pour la ratification par eux promise, tous leurs biens propres présents et à venir, et pour le payement de la dite somme de quatre cents écus, tous les biens du dit hôpital et de la ville d'Avignon. Par lesquelles Cours et chacune d'elles et lesquels seigneurs juges et chacun d'eux et leurs lieutenants, et par chacun en particulier pour le tout, les parties sus nommés et chacune d'elles en particulier ont voulu et expressement consenti, en tant que les présentes touchent et concernent chacune d'elles, que les biens susdits soient saisis, vendus, discutés, mis aux enchères, surenchéris, licités et aliénés irrévocablement par tous autres modes et formes voulus par les lois et plus réguliers, d'être elles-mêmes assignées et et citées en jugement selon les forces, censures, rigueurs, stiles et privilèges des Cours susdites et de chacune d'elles, jusqu'au dernier et parfait accomplissement et à l'entière observation de tout le contenu au présent acte, suivant sa forme, son libellé et sa teneur. Ce consentement est donné toutefois à condition qu'une des dites Cours ayant été prise par une ou plusieurs des dites parties séparément ou d'un commun accord, et la procédure ayant été entamée et poursuivie, il leur sera néanmoins facultatif, et à leurs ayants droit, de transférer la cause devant une ou plusieurs autres Cours de justice, qui auront eu dans l'intervalle la préférence des dites parties, et ainsi d'aller, retourner et recourir une ou plusieurs fois, tant avant qu'après les plaidories et inclusivement jusqu'à conclusion. Elles pourront devant chacune des dites Cours faire tous actes de procédure, les y continuer ou les aller continuer devant une autre, nonobstant l'exception du droit qui veut qu'une affaire soit terminée là ou elle a été commencée et tout autre droit à ce contraire. Les parties n'entendent pas que, par cette élection de juges, il résulte pour elles le moindre préjudice. Elles ont pour le cas présent donné expressement et en totalité l'extension nécessaire à la juridiction des dites Cours et de chacune d'elles. Les dites parties et chacune d'elles réciproquement de part et d'autre, en tant que cela les touche et concerne respectivement, ont promis et convenu de tenir, garder, remplir et fermement et inviolablement observer les conventions ci-dessus et ne rien faire, dire ni susciter en droit et en fait, en justice ou ailleurs, par elles-mêmes ou par l'intromission actuelle ou future d'une tierce personne, et l'ont juré sur le saint Evangile de Dieu, les textes sacrés ayant été matériellement et volontairement touchés par chacune d'elles, sous la foi duquel serment ainsi prêté les parties contractantes susdites et chacune d'elles, en ce qui la touche et concerne respectivement, ont renoncé aux susdites qualités, ont promis de renoncer aux exceptions découlant de ce que la chose n'aurait pas été ainsi faite, le contrat conclu de cette manière, à se prévaloir de dol, mal, violence, intimidation, fraude, lésion ou déception, de ce que le traité aurait eu lieu à une condition illégale, sans juste motif, ou encore par une considération injuste, illicite ou honteuse, et autrement de ce qu'il aurait été et est plus ou moins écrit que dit ou lu, et réciproquement à la demande et présentation du cartel et de la simple copie de la requête ou demande, à la transcription de cet acte public et sincère, ou de sa note par voie d'acteur ou de toute autre manière ; aux délais de quinze, dix et cinq jours aux jugements annuels, bisannuels, triannuels, quadrannuels, quinquannuels et à tous autres délais plus ou moins longs aux féries des moissons et vendanges, et le cas échéant à celles qui seraient dans la loi et la jurisprudence de tous juges forains. Au droit disant que l'aveu fait par justice est sans valeur, que la cause doit recevoir sa conclusion là où la procédure a commencé, qu'on peut décliner la juridiction lorsque le traité n'a pas été fait devant le juge compétent et se repentir avant les plaids, qu'en fait de loi la remise ne peut avoir lieu d'une place à l'autre, et que le contrat dans lequel se remarque la fraude, le dol ou la déception jusqu'au delà de la moitié du juste prix peut être infirmé ou qu'il doit être acquitté un supplément jusqu'à concurrence du dit prix juste et légal, et à toutes autres lettres, grâces, statuts et rescrits apostoliques, impériaux ou royaux et autres libertés, immunités et franchises quelles qu'elles soient et à chacun d'eux, de même qu'à tout droit canonique et civil, divin et humain, ancien et moderne, à tout usage, rit, coutume, statut et faveur et à tous autres droits desquels les parties ou les leurs pourraient s'autoriser, étayer et aider pour contrevenir aux présentes ou pour les attaquer par paroles ou par actions. Elles ont également renoncé à l'axiome du droit qui veut qu'on ne puisse d'avance renononcer une faculté qui n'existe point encore, et que la renonciation générale ne vaut si elle n'est précédée d'une renonciation spéciale. De tout quoi les dites parties contractantes ont de part et d'autre demandé et requis et réciproquement accordé et consenti qu'il fût fait, délivré et expédié, à elles et aux susdits, par moi notaire public soussigné, un ou plusieurs instruments publics.

Fait et lu tout ce dessus à Avignon, dans la salle basse de la dite maison commune, en présence de noble Antoine de Navarins, Jean Vachette et Gabriel de Sona, habitants d'Avignon, témoins appelés et spécialement requis pour assister aux présentes.

(Extrait des minutes de Girard Henricy, notaire et secrétaire de l'Hôtel de Ville d'Avignon, de 1543 à 1549, reg. n° 73, f° 90. Le dit registre est déposé aux archives de la Ville d'Avignon).

VIII

(15 Avril 1547)

Au nom de Notre-Seigneur, ainsi soit-il. — Sachent tous ceux qui liront ce contrat que comme ainsi soit que les vénérables et religieux personnages dom Prieur et les frères du dévot monastère des Chartreux de Bonpas, diocèse de Cavaillon, auraient obtenu la permission et la faculté des magnifiques seigneurs consuls, conseillers et conseil de la présente ville d'Avignon, de se servir librement de l'eau vulgairement dite de la Durançole, pour l'usage de leur moulin de Tartay, situé dans le terroir du lieu de Caumont, même diocèse que dessus, de ses dus confronts confronté, et de la dériver et de la conduire par un autre fossé ou canal et non par le fossé par lequel passe l'eau appelée de la Sorguette, de peur que les eaux ne se mêlent, et que les dits Prieur ou religieux ne pourraient dériver commodément la Durançole et la conduire à la rivière de Durance, si ce n'est par les terroirs des Bastides situés dans la présente ville d'Avignon, savoir de noble et respectable personne Joseph de Panissiis, prévôt de l'église de Cavaillon, et de discrète personne Jean le Simple Triperii, citoyen et habitant d'Avignon, et d'Ange et de Didier le Simple, frères, ses enfants aussi et héritiers de feue honnête femme Jeanne Dominique, leur mère, épouse quand vivait du dit Jean le Simple, fille et héritière de feu François Dominique, citoyen et habitant, quand vivait, d'Avignon, et de même vénérable et égrège personne Manaldi Guilhermi, docteur en médecine, et Nicolas Tertulli, docteur ès lois, citoyens et habitants d'Avignon, et pour les raisons que ci-dessus, les dits

Prieur et religieux auraient requis les dits sieurs de Panissiis, Manaldi Guillermi, Nicolas Tertulli et Jean le Simple, père et légitime administrateur de ses enfants susnommés et héritiers susdits, de vouloir et daigner leur accorder la permission et la faculté de conduire la dite eau de la Durançole par le territoire de leurs bastides et dans les endroits le moins nuisibles.

A ces causes est-il que l'an de la Nativité de Notre Seigneur mil cinq cent quarante sept, et le quinzième du mois d'avril, sous le pontificat de notre très saint Père en Jésus-Christ et notre souverain Seigneur Paul trois, par devant moi, notaire soussigné, et en présence des témoins ci-après désignés, ont été personnellement présentes les parties susnommées, savoir : vénérable Dom François Simiane, prieur du dit monastère des dits Chartreux de Bonpas, par lesquels il a promis de faire ratifier les présentes capitulairement d'aujourd'hui en trois mois, sous le serment de renonciation et clauses souscrites, d'une part, et les dits seigneurs Joseph de Panissiis, Manaldi Guillermi, Nicolas Tertulli, Jean le Simple, père et légitime administrateur, et au nom des dits Ange et Didier le Simple, frères, et héritiers susdits de leur mère, ses enfants, et aussi le dit Ange le Simple, avec l'agrément, le consentement et sous l'autorité du dit Jean le Simple, son père ici présent et autorisant le dit même Ange le Simple, son fils, pour la passation et tout le contenu aux présentes, d'autre part ; lesquelles parties, ensemble et chacune pour ce qui les touche et concerne respectivement, de leur spontanée et libre volonté, et en la meilleure forme de droit pour elles et leurs successeurs à l'avenir quelconques, sur toutes les choses ci-dessus mentionnées, leurs dépendances annexes et connexes, ont convenu et accordé de la manière qui suit :

Et premièrement, les dites parties et chacune d'elles, aux qualités et noms qu'elles procédent, ont convenu et accordé, savoir que les dits Prieur et frères religieux du dit monastère de Bonpas pourront dès à présent et à l'avenir conduire et faire dériver la dite eau de Durançole, à leurs frais néanmoins et dépens, par

les endroits ci-dessus désignés, savoir : première entre la dite
terre du dit sieur Joseph de Panissiis et la vigne des dits Jean
le Simple et d'Ange et de Didier le Simple, frères, enfants de
ce même Jean le Simple et héritiers susdits, et ensuite par le
grand chemin, dans le terroir de la grange du dit sieur
Manaldi Guillermi, jusqu'à ce qu'elle arrive au commencement du pré de cette même grange du dit Manaldi Guillermi,
et ensuite par le fossé qui sera fait entre les terres du dit
sieur Nicolas Tertulli et le pré et les terres du dit sieur
Manaldi Guillermi, lequel fossé, fait ainsi par moitié et avec
toute l'équité possible, recevra les eaux de la Durançole
pour les faire arriver et tomber dans la rivière de Durance : et
cette faculté et permission d'amener la dite eau de la Durançole
par les terres ci-dessus désignées, toutes les parties sunom-
mées l'ont donnée et accordée au dit monastère de Bonpas
librement et de leur plein gré et pour toujours, tant pour eux
que pour leurs héritiers et successeurs à l'avenir quelconques,
sous les pactes et conditions suivants, agréés et acceptés
par les dits Prieur et frères du dit couvent de Bonpas et non
autrement, ni de quelle autre manière que ce soit ou puisse
être.

Plus, il a été convenu entre les dites parties que si à l'avenir la dite eau de la Durançole, tant en raison de sa descente
et de son issue qu'en tombant de ce dit fossé ou canal à
l'extrémité des terres et confins susdits des bastides des dits
sieurs Manaldi Guillermi et Nicolas Tertulli, et par son entrée
dans la rivière de Durance, portait quelque préjudice en
longeant les terres des dites granges, ou bien en les détério-
rant, ou bien en altérant dans ces mêmes terres l'eau de la
rivière de Durance, ou de quelle autre manière enfin que ne
puisse être, elles y feront accéder des experts ou prud'hommes
aux décisions desquels elles promettent d'acquiecer, et que dans
le cas ci-dessus il sera permis aux sieurs Manaldi Guillermi et
Nicolas Tertulli de combler les fossés existants dans leurs
terres et possessions et de fermer et d'empêcher de leur propre

autorité l'issue de l'eau de la Durançole. Plus, il a été convenu entre les dites parties que, par rapport à la prise ou bien aux travaux nécessaires pour dériver l'eau de la Durance dans l'espacier qui existe tout près du dit monastère des Chartreux de Bonpas, les dits sieurs Manaldi Guillermi, Nicolas Tertulli et Jean le Simple et ses enfants susnommés et héritiers susdits ne payeront ni ne pourront être tenu à rien payer.

Plus, il a été de pacte exprès entre les mêmes parties que les dom Prieur et frères religieux du dit monastère de Bonpas seront tenus de refaire l'espacier qui se trouve près du dit monastère, de telle manière que la dite eau de la Durançole ne puisse pas découler par le grand espacier en plus grande quantité que ce qu'il en faut pour l'usage du moulin de Tartay, et que le fuyant des eaux du dit moulin ne puisse suffire pour faire moudre un autre mouliu.

Plus, il a été convenu expressément que les dits dom Prieur et religieux de Bonpas feront et seront tenus de faire les dits nouveaux fossés par lesquels la dite eau de la Durançole doit passer, et qu'ils les récureront ou feront récurer à leurs dépens.

Plus, il a été de pacte exprès entre les parties susnommées qu'arrivant le cas où la Durance viendrait à inonder tout le terroir d'Avignon, de manière que tout le canal se remplît, le récurage se ferait alors à frais communs, quant à ce qui concerne les fossés des terroirs des dites parties.

Plus, il a été convenu expressément entre les dites parties qu'à l'issue du dit nouveau canal et à son entrée dans la rivière de Durance, il sera construit un espacier bon, fort et tel que, la rivière du Durance venant à croître, il puisse empêcher et fermer l'entrée des eaux de cette grande rivière dans le dit nouveau canal, et qu'à son extrémité il sera fait un bardat d'une bane carrée;

Plus, il a été encore convenu que les dits dom Prieur et religieux du couvent de Bonpas seront tenus de construire des ponts nécessaires sur les chemins publics et les entrenir à l'avenir.

Plus, il a été de pacte exprès entre les dites parties que si la convention se trouve être un préjudice et détriment du dit monastère de Bonpas, elle sera nulle et non valable, au dire néanmoins et à la connaissance d'hommes probes et experts comme dessus.

Et finalement, il a été de pacte exprès entre les dites parties que les dits dom Prieur et les frères religieux du dit monastère de Bonpas, tant pour eux que par rapport aux prés du sieur Antoine Alibert, d'Avignon, auront et recevront la dite eau pour arroser les dits prés deux jours de la semaine, savoir : le samedi et le dimanche.

Plus, tous les lundis, M. Jean Guillermi, docteur en médecine, frère du susdit sieur Manaldi Guilhermi, jouira librement et en entier de la dite eau de la Durançole, qui tous les mardis sera à la disposition du sieur Joseph de Panissiis, tous les mercredis au dit sieur le Simple et à ses enfants et héritiers susdits, tous les jeudis au sieur Manaldi Guillermi, et tous les vendredis le sieur Nicolas Tertulli aura cette même eau pour arroser les prés de ses susdites bastides ou bien le terroir qui en dépendent, et chacun des susnommés a promis librement de tenir et observer ce qui vient d'être convenu.

Lesquels convention, accords, pactes et promesses ci-mentionés, les dites parties, en leur nom et qualité, et chacune pour ce qui la concerne, ont promis avoir agréable, et n'y jamais contrevenir les unes à l'égard des autres, mais au contraire se les maintenir réciproquement et de rien faire ni entreprendre qui puisse y porter la moindre atteinte de présent et à l'avenir, directement ni indirectement, et ont soumis et hypothéqué, pour l'observation d'icelles, savoir : le dit François de Simiane, prieur susdit, sa personne et celles des dits frères religieux du dit couvent de Bonpas, et les biens meubles et immeubles du dit monastère, et les dits Joseph de Panissiis, Manaldi Guillermi, Nicolas Tertulli, Jean le Simple, fils et cohéritiers susdits, avec son assistance et autorité néanmoins, eux-mêmes et tous leurs biens meubles et immeubles, présents et à venir, avec serment aux Cours de Carpentras, Cavaillon, Vaison et de tout le Comté Venaissin, dont acte fait et passé à Avignon, dans une salle basse de la maison d'habitation de nous, Notaire soussigné, en présence de sieur Michel Nozet, parfumeur, et Jacques Tardit, citoyens et habitants de cette ville, témoins requis signés avec nous, Jean Fabri, notaire public du dit Avignon.

Signé : Jean FABRI, notaire.

Suit immédiatement la ratification de ce même contrat par les révérends Pères Chartreux de Bonpas assemblés en chapitre par l'ordre de dom Simiane, prieur, et cette ratification, revêtue de toutes les formes de droit, eut lieule deux juillet et publiée dans la salle capitulaire du dit couvent, écrivant le même notaire que dessus, assisté d'Antoine Giraudi et André Dorrienne, domestiques du dit couvent de Bonpas, requis pour signer cet acte en qualité de témoins.

IX

*Transaction entre les jouissants de l'eau de la Durançole
et la Chartreuse de Bonpas*

(3o Août 1601)

———————

Comme ainsi soit que l'an mil cinq cent nonante-sept et du
quinzième jour de novembre, les Révérends Pères Prieur et
religieux du couvent des Chartreux de Notre-Dame de Bonpas,
au diocèse de Cavaillon, ayant un procès par devant monseigneur l'illustrissime Vice-Légat d'Avignon contre les sieurs
Recteurs et Administrateurs de l'hôpital Sainte-Marthe, dit
le grand hôpital du dit Avignon, sur ce que les dits sieurs
Recteurs ayant fait faire certains nouveaux béals ou fossés
pour la conduite de l'eau qui se prend dans la Durance, et
laquelle sert à faire moudre le moulin du dit Bonpas, dit de
Tartais, et à l'issue d'icelui, le moulin dit de la Folie, près du
dit Avignon, appartenant au dit hôpital, et ce tant au-dessus
qu'au-dessous du dit moulin de Bonpas, pour lesquels fossés
prétendaient les dits sieurs Recteurs faire contribuer le dit
couvent, pour certaines parties, et les possesseurs des granges, bastides et possessions qui jouissent du bénéfice de la
dite eau, pour certaines autres portions, et le dit hôpital
pour une autre part.

Opposant les dits Pères Chartreux pour leur défense de la
transaction passée entre les magnifiques seigneurs Consuls et
maison consulaire du dit Avignon et le dit couvent, du quinzième avril mil cinq cent quarante-sept, acte reçu par feu

Maître Girard Henricy, notaire et secrétaire de la dite maison
commune et consulaire, par laquelle disaient leur avoir été et
être permis de jeter l'eau dans la dite Durance après s'en être
servi à leur dit moulin, et par ce moyen n'être tenu de contribuer pour aucun béal, fossé ou curage fait ou à faire sous leur
dit moulin, lesquels étaient notoirement pour utilité et service
du dit moulin de la Folie, comme aussi le béal nouveau fait au
dessus du dit moulin de Tartais, lequel ne servait aucunement
au moulin du dit couvent, ayant pour lors son eau par un autre
béal au lieu fait par icelui couvent, qui se trouve encore en nature. Duquel nouveau béal, pour être fait dans les possessions du
dit couvent à bon droit, icelui couvent demandait satisfaction
des dommages causés en leurs terres par icelui nouveau béal
et autres béals du coup perdu fait aussi de nouveau par les dits
sieurs Recteurs dans les prés d'icelui couvent, pour la commodité du dit moulin de la Folie.

Sur quoi, pour la part des dits sieurs Consuls et Recteurs,
étaient opposés que, par la même transaction, il était permis aux
dits seigneurs Consuls et Recteurs du dit hôpital recouvrer la
dite eau et icelle de faire conduire à la présente cité ou ailleurs,
comme auparavant la dite permission, et en user à leur
volonté, et que le dit couvent était en coutume de contribuer à
toutes les réparations et fossés qu'il conviendrait de faire tant
au-dessus qu'au-dessous le dit moulin, et par ce concluaient à
ce que le dit couvent devait continuer la dite contribution et
icelle faire pour un tiers de toute l'œuvre, le dit hôpital pour
un autre tiers, et les bastides et autres jouissants du bénéfice
de la dite eau pour l'autre tiers.

Sur quoi encore, pour la part du dit couvent, était répliqué
que la permission de prendre la dite eau, par la dite transaction réservée aux dits sieurs Consuls, était sans préjudice du
dit moulin du dit couvent, comme se lit dans la dite transac
tion, et que si bien le dit hôpital prétendait avoir vérifié le dit
couvent être en coutume de contribuer pour ce dessus, ce que
le dit couvent niait expressément, que toutefois telle coutume

ne pouvait nuire que pour les paiements faits, et ne pourrait astreindre le dit couvent à tel contribuer, ni pour le présent, ni pour l'avenir, et étant sur ce le procès porté à révérend et illustre seigneur Monsieur Silvio Laurentin, docteur ès droit, auditeur, lieutenant général de Monseigneur illustrissime Charles Conti, baron romain, évêque d'Anconne, vice-légat et gouverneur général pour notre Saint Père le Pape en la ville et légation d'Avignon, pour être par lui jugé et décidé, aurait été pour la part du dit couvent fermé et bouché le dit coup perdu, puis quelque temps fait par le dit hôpital, près et au-dessus du dit moulin d'icelui couvent, pour éviter et empêcher le dommage que, par le vers de l'eau du dit coup perdu, était causé en leurs dits prés, et lequel coup perdu le dit couvent soutenait n'avoir pas être fait sans le sçu et exprès consentement du dit couvent et à leur grand préjudice, contre l'expresse teneur de la dite transaction, et que, comme le dit hôpital aurait procédé par voie de fait et sans aucun droit de l'érection et construction du dit coup perdu, qu'il avait aussi été et était loisible au dit couvent, usant de son droit, démolir et boucher icelui.

Sur quoi, pour la part du dit hôpital, était répliqué que le dit coup perdu puis trois années avait été fait au dit lieu du consentement du père Prieur qui lors était au dit couvent, et que, au cours de semblables eaux, possession était acquise par l'espace de trois années, et par ce n'avait pu le dit couvent procéder, comme il avait fait, à la dite démoliton attentatoirement et spoliativement et *propria auctoritate*, laquelle il devait remettre en son premier état avant toute autre chose.

Sur quoi aussi le dit couvent opposait qu'il n'apparaissait aucunement de la prétendue permission, laquelle serait invalable bien que faite, comme on prétend, par le dit père Prieur, lequel seul et sans le consentement du dit couvent ne peut procéder à semblables actes et aliénations, et persistait le dit couvent à la restitution des dommages par le vers des dites eaux causés en ses dits prés et terres et par la facture des dits nouveaux béals niant expressément les dits attentats, et qu'il doit être absous et relaxé de la dite prétention du dit hôpital sur le dit contribut.

Nonobstant la dite replique, les dits sieurs Recteurs persistaient en leurs réquisitions et réponses, et sur (ce) le dit sieur Auditeur général s'étant acheminé sur les lieux dont il est question avec les parties et leurs avocats, ayant le tout vu et considéré exactement et n'étant encore entièrement résolu sur les prétentions des parties, lesquelles étaient en voie de plus grands procès et de faire plusieurs frais et dépens, outre la longueur et incommodité que du fait susdit eût pu avenir d'une part et d'autre, aurait, par le prudent et sage avis de plusieurs personnes très importantes zélées au bien, repos et commune utilité des parties, traité entre eux à l'amiable le fait susdit et longuement débattu les raisons, prétentions et exceptions d'une part et d'autre et les chefs de la transaction sus désignés, même en une assemblée sur ce expressément faite en la maison commune et consulaire du dit Avignon, en laquelle aurait été le fait mûrement considéré et le contenu du procès sus mentionné duquel appert rières moi dit notaire et greffier écrivant en la dite cause, auraient les parties incliné en l'accord et transaction que s'en suit, affirmant respectivement les choses susdites, en tant que chacune d'icelles parties concernent, contenir vérité.

Pour ce est-il que l'an à la Nativité de Notre-Seigneur mil six cent et un, indiction quatorzième, et le jeudi trentième et pénultienne jour du mois d'août, à quatre heures après-midi, du pontificat de Notre Très Saint-Père le Pape Clément, huitième de ce nom, en son an dixième, par devant moi notaire, tabelion public, apostolique et royal, citoyen d'Avignon soussigné, en présence des témoins ci-bas nommés établis en leur personne, Révérend sieurs Monsieur Pierre Dizoine, recteur nouveau, et les sieurs Bernardin Martin, dit de Saint-Reme, et Pierre Cartier, citoyens du dit Avignon, recteurs vieux de l'hôpital Sainte-Marthe, dit de messire Bernard Rascas et autre-

ment le grand hôpital de la dite ville, procédant comme recteurs
susdits en présence de l'express consentement de magnifiques
seignéurs Messieurs Louis-Jean et François Ymonier, second et
troisième consuls de la dite ville d'Avignon, et de magnifiques
et égrèges seigneurs Messieurs maîres Jean-François de Sal-
vador, docteur en droit, assesseur, et Joseph Suarez, docteur
ès droit, acteur de la maison commune et consulaire de la dite
ville, et le sieur Balthazar Beau, aussi citoyen de la dite ville,
tant en son nom que comme syndic des bastidans et autres
qui se servent de l'eau de la Durançole ci-après mentionnée,
ainsi que sa députation, à dit apparoir par acte reçu par maître
Jean-Antoine Fabry, notaire du dit Avignon en l'an   ,
confirmé, comme il l'a affirmé, par mon dit seigneur illustrissime Vice-Légat, acte reçu par   , et procédant les dits
sieurs Dizoine, Martin et Cartier comme Recteurs du susdit
hôpital, promettant faire ratifier et approuver le contenu en la
présente transaction en la première assemblée qui sera tenue
du bureau du dit hôpital en effet et sans faute et en remettre la
ratification aux mains des après dénommés Révérend Père
dom Paul de la Rayvoir, prieur du couvent de la Chartreuse
de Bonpas, au diocèse de Cavaillon, en bonne et due forme,
aux propres dépens du dit hôpital, sous la réfection de tous
dépens, dommages et intérêts qu'à faute de ce s'en pourra
ensuivre. Et le dit sieur Balthazar Beau, procédant tant en son
nom que pour les dits bastidiers et autres se servant de l'eau
de la dite Durançole et comme leur syndic, pour lesquels, se
faisant fort, a promis aussi de faire ratifier le contenu en la
présente transaction en effet et sans faute et en remettre la
ratification aux mains du dit père Prieur et des susdits sieurs
Recteurs du dit hôpital, aux dépens des dits bastidiers et autres,
dans quinze jours prochains sous semblable réfection de tous
dépens, dommages et intérêts qu'à faute de ce s'en pourrait
ensuivre. Et le dit Révérend père dom Paul de la Ravoyre,
prieur du dit vénérable couvent des Chartreux Notre-Dame de
Bonpas, au diocèse du dit Cavaillon, procédant tant en son

son nom comme Prieur susdit, que pour et au nom des religieux du dit couvent qui sont, seront à perpétuité en icelui, et pour lesquels religieux qui sont de présent au dit couvent le dit Père Prieur, se faisant fort, et a promis et promet de faire ratifier et approuver le contenu en la présente transaction en effet et sans faute dans quinze jours prochains et en remettre la ratification, en bonne et due forme, aux mains des dits sieurs Recteurs, aux dépens du dit couvent, sous la même réfection de tous dépens, dommages et intérêts que à faute de ce s'en pourrait en suivre d'autre. Et toutes les parties susdites, sous les obligations, jurements et renonciations ci-bas apposées, ont promis respectivement remettre les dites transactions comme dit est de leur gré, pour eux, leurs successeurs aux charges ou administrations susdites ; et le dit sieur Beau, tant en son nom pour lui, ses hoirs et successeurs, que pour les hoirs ét successeurs quelconques 'des dits bastidiers et autres se servant de la dite eau ; et le dit Père Prieur aussi pour les successeurs à perpétuité à son dit couvent, mutuelles et réciproques stipulations d'un chacun côté intervenantes sur les choses ci-dessus narrées, leurs incidents, dépendances, annexes et connexes, ont transigé, convenu et accordé, conviennent, transigent et accordent en la forme et manière que s'en suit :

Premièrement. Ont les dites parties transigé, convenu et accordé, conviennent, transigent et accordent par cet acte que les dits Pères Prieur et religieux qui sont et seront à perpétuité au dit couvent jouiront et useront de l'eau de la dite Durançole pour la commodité de leur dit moulin de Tartais et arrosage de leurs dits prés, terres, et possessions de présent à perpétuité, prenant icelle par dessous la Calade qui est proche du dit couvent, ainsi qu'ils ont fait en vertu de la transaction de 1547 sus désignée, laquelle demeurera en son entière force, vertu et efficace, sans que par la présente y soit dérogé aucunement en préjudice de l'une et l'autre partie ; sera tenu le dit couvent, comme le dit Père Prieur, tant en son nom que comme

précède a promis entretenir et conserver aux propres coûts et
dépens du dit couvent le fossé et béal nécessaire et capable pour
la conduite de la dite eau, et ce depuis la dite Calade jusque à
son dit moulin de Tartais, en sorte et tellement haut que l'eau
ne puisse verser ni dériver, ni du côté de la dite Durance, ni
de l'autre part, sauf que pour l'usage et arrossage des prés et
possessions du dit couvent, et outre ce tout ce que contiennent les prés et terres du dit couvent au-dessous du dit moulin,
quoi que ce soit, jusqu'au béal qui est entre les prés du dit
couvent et les prés et possessions de demoiselle Alix d'Aliberty
exclusivement, lequel béal qui entre les prés du dit couvent et
les prés et possessions de la dite dame d'Aliberty sera et devra
être entretenu net et curé par le dit hôpital et par les dits
bastidiers et autres se servant de la dite eau, c'est à communs
frais, la moitié desquels sera payé par le dit hôpital et l'autre
moitié par les dits bastidiers et autres servant de l'eau, ainsi
que le dit sieur Beau, et au nom qu'il procède, a promis, et le
dit Père Prieur, et au nom qu'il procède, a promis, et promet
entretenir le dit fossé ou béal joui depuis la dite Calade jusqu'au dit béal qui est entre les prés du dit couvent et les
possessions de la dite dame d'Aliberty bien et dûment net et
curé de largeur et profondité convenable à la conduite de la
dite eau, le tout aux dépens du dit couvent, sans que le dit
hôpital et les susdits bastidiers jouissant de la dite eau soient
tenus de contribuer aucune chose, et si le dit Père Prieur,
et au nom qu'il procède en nom de Prieur, gratification et
contemplation du présent accord, a donné et donne au dit
hopital, bastidiers et autres se servant de la dite eau et pour
l'usage du dit moulin de la Folie appartenant au dit hôpital, la
sortie et conduite de l'eau du coup perdu proche et au-dessus
du dit moulin de Tartays passant par dedans le nouveau béal
fait par les sieurs Recteurs du dit hôpital, dans les terres et
prés du dit couvent, sans toutefois préjudice du moulin du
dit couvent, comme en est porté par la susdite transaction,
pour raison duquel coup perdu, sortie et conduite de l'eau par

les dits prés et possessions du dit couvent et passages d'icelle
au dit moulin du dit hôpital en la présente ville d'Avignon, le
dit couvent ne pourra demander ni prétendre aucune chose.
Et lequel coup perdu le dit Père Prieur, et au nom qu'il procède, sera tenu et a promis entretenir et conserver avec un
espacier de bois en forme convenable et accoutumée, ensemble
tiendra nets et curés les béals et fossés susdits au-dessous du
dit coup perdu jusque au béal sus mentionné, qu'est entre les
prés du dit couvent et les prés et possessions de la dite dame
d'Aliberty exclusivement, le tout aux dépens d'icelui couvent.

Plus ont les dites parties transigé, convenu et accordé,
transigent, conviennent et accordent par cet acte que toutes et
chacunes les réparations, curages, œuvres et innovations qu'il
conviendra faire de présent par ci-après et à perpétuité, pour
prendre, conduire et dériver l'eau de la dite Durance, puis le
cours d'icelle jusqu'au trou de la dite Calade, seront fournis,
payés, et à iceux sera contribué, c'est un tiers par le dit
couvent, l'autre tiers par le dit hôpital, et l'autre tiers restant
par les bastidiers et autres jouissants du bénéfice de la dite eau,
et ne pourront être les dites réparations, œuvres ni innovations faites sans le commun consentement des dites parties
contractantes, ou icelles dûment intimées ou appelées.

Plus ont les dites parties transigé, convenu et accordé,
transigent, conviennent et accordent par cet acte que le dit couvent ne sera tenu contribuer aucune chose pour les réparations,
curages, œuvres, innovations ou autres choses, quelconques
qu'elles soient, qui pourraient être faites ou à faire de présent
ou par ci-après à perpétuité, aux béals et fossés, nécessaire à
la conduite de la dite eau au dit moulin de la Folie, ni ailleurs,
quelle part ni pour quelle cause et occasion que ce soit ou
puisse être, depuis le dit béal sus désigné, sous le dit moulin
de Tartay, qui est entre les prés du dit couvent et les prés et
possessions de la dite dame d'Aliberty, et lesquelles réparations, curages, œuvres, innovations et autres choses, seront
et devront être payés par le dit hôpital, bastidiers et autres se

servant de la dite eau. C'est la moitié par le dit hôpital, et l'autre moitié par les dits bastidiers et autres, sans que le dit couvent y contribue, ni soit tenu de contribuer aucune chose, de présent ou pour l'avenir, et en cas que tant seulement à défaut du curage du dit béal ou fossé, puis le dit béal qui est entre les prés du dit couvent et les prés et possessions de la dite dame Alix d'Aliberty, l'eau vient à rengorger pour n'avoir pas son cours nécessaire, et que les moulins, terres ou prés du dit couvent fussent, pour raison de ce et par le vers de la dite eau, endommagés, sera le dit dommage, au dit cas tant seulement, payé au dit couvent par le dit hôpital, bastidiers et autres se servant de la dite eau : c'est la moitié pour le dit hôpital, et l'autre moitié pour les dits bastidiers et autres susdits, à dire d'experts et sans procés.

Plus a été de pacte convenu et accordé que lors et quand les Pères Prieurs et religieux qui sont de présent et autres qui seront ici après à perpétuité au dit couvent veulent changer, faire poser, construire ou mettre leur dit moulin de Tartays en autre lieu que celui auquel il est de présent, leur sera permis et loisible de ce faire, en faisant au propre coût et dépens du dit couvent le fossé et béal nécessaire depuis le dit trou de la Calade jusqu'au dit lieu où ils auront changé leur dit moulin et au-dessous d'icelui moulin, et conduire la dite eau jusqu'au fossé vieux qui est à présent et par lequel l'eau est conduite au dit moulin de la Folie et en la présente cité d'Avignon, et lequel fossé viel le dit hôpital et les dits bastidiers et autres se servant de la dite eau seront tenus, comme les dits sieurs Recteurs et Sindics ont promis, faire et tenir net et curé à communs frais, comme dit est, depuis la sortie de terres du dit couvent, jusqu'au dit moulin de la Folie et sous icelui, en telle sorte que la dite eau ne regorge aucunement ni ne porte aucun préjudice au dit moulin de Tartays et possessions du dit couvent à faute du dit curage tant seulement et ont en outre les dites parties convenu et accordé qu'en cas que soit le dit moulin changé en autre part, comme dit est, le dit couvent sera tenu, comme le dit Père Prieur a promis, faire et entretenir aux dépens du dit couvent un coup perdu capable et convenable à la conduite de l'eau du dit moulin jusqu'au grand béal qui sera à la conduite de la dite eau au dit moulin de la Folie, et ce par les lieux moins dommageables dans les terres ou prés du dit couvent, et lesquels lieux seront désignés, élus et choisis par icelui couvent.

Et finalement ont les dites parties transigé, convenu et accordé, transigent, conviennent et accordent par cet acte, que, moyennant les choses susdites et icelles aux dites parties seront respectivement et non autrement seront et demeureront les dits Pères Prieurs, religieux et leur dit couvent entièrement absous et déchargés de tout ce que le dit hôpital, les bastidiers et autres susdits prétend aient contre le dit couvent, tant pour les dits nouveaux fossés et béals faits du passé jusqu'au présent jour pour la conduite de la dite eau, curage des dits fossés et béals, que autres prétentions que sur ce ils pourraient avoir contre le dit couvent, comme aussi le dit Père Prieur, et au nom qu'il procède, aquitté et entièrement déchargé les dits sieurs Recteurs, bastidiers et autres susdits de la prétention qu'ils avaient sur eux pour ce qu'ils avaient fait faire les dits fossés et béals, ou partie d'iceux, dans les terres et prés du dit couvent, que autrement comme que ce soit.

Et ont les dites parties respectivement renoncé comme renoncent par cet acte au procès et instance susmentionné et en tout ce que s'en est ensuivi et à la cause et occasion de laquelle les dits procès et instance ont procédé ,et surle tout ont les dites parties mis et interposé fin et silence perpétuels, à condition toutefois que le dit Père Prieur, et au nom qu'il procède, payera comme a promis la moitié des dépens faits en la cause susdite, concernant moi dit notaire et greffier écrivant en icelle, et les dépens dus à Monsieur maître Jean-Pierre Payen, docteur en droit, son avocat, et les dits sieurs recteurs de l'hôpital et bastidiers susdits payeront le reste de tous les autres dépens et frais de justice et autres faits en la dite cause et en ce qui s'en est ensuivi : c'est les dits sieurs Recteurs la moitié de la dite part restante et les bastidiers et autres l'autre moitié, ainsi que les dits sieurs Recteurs et le dit sieur Balthazar Beau, et aux dits noms qu'ils procèdent, ont promis et promettent, comme aussi icelui sieur Balthazar Beau et au dit nom qu'il procède, a promis et promet payer au dit hôpital l'entière moitié de tous et chacun les dépens et frais en la facture des susdits béals nouveaux et fossés, curages, entretènement d'iceux faits par icelui hôpital, et ce dans un mois prochain, à peine de tous dépens et dommages et intérêts qui s'en pourrait ensuivre, et sous et avec les choses susdites sera paix, amitié et concorde perpétuellement établie entre les dites parties.

La présente transaction, pactes et promesses et tout le contenu ci-dessus, les dites parties et chacune d'elles, comme les touchent et aux noms qu'ils procèdent, mutuelles et réci-proques stipulations d'un chacun côté intervenantes, ont promis et promettent avoir agréables et n'y contrevenir directement ni par indirect, sous la réfection de tous dépens, dommages et intérêts qui s'en pourrait ensuivre, et pour y être contraints, ont soumis et obligé, soumettent et obligent par cet acte : c'est le dit Père Prieur, les biens de son dit couvent présents et à venir, les dits sieurs Recteurs, les biens aussi présents et à venir du dit hôpital, et le dit sieur Balthazar Beau, les siens propres aussi présents et à venir et biens, droits, noms et actions aussi, présents et à venir. des dits bastidiers et autres principaux se servant de la commodité de la dite eau, aux forces et contraintes des Cours spirituelles et temporelles d'Avignon, Carpentras, Cavaillon, Vaison et de tout le Comté de Venisse, de chacune d'elles et autres où le dit acte sera exibé et produit et où serait besoin en rapporter exécution, avec constitutions de procureurs irrévocables, même pour confesser et avouer judicièrement le contenu en la présente transaction et en la meilleure forme de la Chambre apostolique ; ainsi l'ont les dites parties promis et juré, c'est le dit Père Prieur et dit sieur Dizoine et leur âme, et les dits sieurs Martin Cartier et Beau, touchées les Saintes Ecritures, et par moyen du dit serment ont renoncé à tous droits, lois, constitutions, coutumes, statuts, raisons par lesquelles ils pourraient faire, dire et venir contre la teneur de la présente transaction et à toutes autres choses à icelles contraires.

Et de tout ce dessus les dites parties ont requis, voulu et consenti respectivement être fait acte que fut fait et publié en Avignon dans la maison commune et consulaire de la dite ville et salle basse, près la première porte d'icelle, en présence des sieurs Antoine Bourrely et Philippe de Raymond, habitants du dit Avignon, témoins requis et signés avec les parties,

Signé à l'original des présents: Louis Jean, consul, présent; François Ymonier, consul, présent ; Suares, acteur, présent ; C. de la Ravoyre, prieur ; P. Dizoine, recteur ; Bernardin Martin, recteur ; P. Cartier, recteur ; Balthazar Beau, syndic ; P. Remon, témoin ; Bourrely, témoin ; et moi François Chaissy, notaire, qui (*ainsi est à l'original des présents*) présent.

Extrait du protocole des actes et contrats reçus par le dit feu Monsieur François Chaissy, notaire apostolique et royal, vivant, citoyen du dit Avignon, par moi Symphorien Michelet, notaire aussi apostolique et royal du dit Avignon, acheteur et commissaire général des écriturese et actes de feu Henri Chaissy, à l'instance et réquisition du Révérend Père Gabriel Graysteau, prieur du dit monastère de Bonpas ; d'une collation faite me suis soussigné en Avignon, ce dixième novembre mil six cent soixante-huit,

Signé : Michelet,

X

Ordonnance de Charles Conti, vice-légat d'Avignon,
concernant la Durançole

(4 Juillet 1603)

Du mandement de Monseigneur Illustrissime et Révérendissime Charles de Comty, évesque d'Ancosne, baron romain, vice-legat et gouverneur général de la legation d'Avignon, député par Nostre Saint Père le Pape;

A l'instance et requeste de Messieurs les Consuls et Recteurs de l'hospital de Sainct-Bernard, du dict Avignon, joinct à eulx Monsieur l'Advocat et Procureur général de Sa Sainteté es dictes cité et légation, l'on faict assavoir à tous ceulx que auront espaciers ou facultez de fere, sur la Sorguette, *sive* Duranssole, de la dicte ville, pour, y prenant de l'eau, arrouser leurs possessions ou aultrement s'en servir, et les auront faictz ou bien feront plus grandz qu'ilz ne doibvent et de la mesure que leur a esté ordonnée, les ayent à reduyre à la forme ancienne, ainsy qu'il appartient, dans six jours, à compter du jour de la publication des présentes, et ce sur la peyne de cinquante livres pour chascun qui contreviendra, applicable la moytié au fisc de Sa dicte Sainteté et l'aultre au dict hospital, dès maintenant comme pour lors, sans aucune déclaration, et oultre d'estre privés du droict qu'ilz ont aus dictz espaciers, de manière que, à l'advenir, ne se pourront ayder d'iceulx ;

Davantage est faict commandement à tous ceulx qui auront espaciers, rigoles, coups perdus et aultres conduicts d'eau sans licence, les ayent à fermer ou fere fermer dans six jours, aprez la publication de ces dictes présentes bien et deuement, à ce qu'ilz ne puyssent prendre de la dicte eau et ne leur soyt loisible, pour l'advenir, les ouvrir ny s'en servir, sur la dicte peyne applicable comme dessus ;

Pareillement est prohibé et deffendu à tous ceulx qui ont espaciers le long de la dicte Sorguette, rigoles ou coups perdus légitimement faictz, de prendre ou fere prendre la dicte eau, pour fere arrouser leurs dictes possessions ou aultrement, fors les jours des samedis et dimanches de chasque semaine, sur la dicte peyne applicable comme dessus, et ceulx qui y contreviendront de nuict incourriront double peyne ;

Déclarant que, advenant le cas que les dicts espaciers et aultres conduicts d'eau se treuvent ouverts les aultres jours et le malfaiteur ne se puysse treuver, le maistre des espaciers et aultres conduicts et propriétés et les rentiers d'icelles en seront tenus, ausquels la dite eau servira, et incourriront la dicte peyne, sauf et réservé leur action contre le dict malfaiteur ou vrayment, le démonstrant, avec tels judices qu'on puysse procéder contre luy selon la forme et teneur de la présente criée, par vertu de laquelle sera tenu à la dicte peyne comme le principal. Et en ce cas qu'ils n'ayent de quoy payer, seront mys au collier publicquement, pour deux heures ou vrayement auront du fouet. Et à la relation de celuy que sera député par les dicts instants et admis par mon dict seigneur Illustrissime Vice-Légat pour garder la dicte Sorguette, sera creu à son seul serement, sans appeler aultre tesmoing.

Donné en Avignon, au Palais Apostolicque, le quatriesme juillet mil six cent trois.

Ordonnant qu'il s'observera et renouvelera tous les ans, sans qu'il soyt besoin de fere aultre de nouveau, jusques qu'aultrement soit ordonné.

Signé : Ch. Conti, *vice-legatus*. Et plus bas : Siffredy, greffier.

XI

Ordonnance de Cosme Bardy, vice-légat d'Avignon,
relative aux eaux de la Durensole

(7 Juin 1625)

Du mandement de Monseigneur Illustrissime et Révérendissime cardinal Barberini, legat d'Avignon, et par expresse commandement de Monseigneur Illustrissime Cosme Bardy, des comtes de Verme, evesque de Carpentras, vice-legat et gouverneur général ès cité et legation du dict Avignon ; à l'instance et requeste de Messieurs les Consuls et Recteurs de l'hospital Sainct-Bernard du dict Avignon ; joinct à eux M. l'Advocat et Procureur général de N. S. Père ez dictes cité et legation, l'on fait assavoir à toutz ceulx qui ont espaciers ou facultés d'en fere sur la Sorgue dite Durensole de la dicte ville pour, y prenant de l'eau, arrouser leurs possessions ou aultrement s'en servir, et les auront ou bien seront plus grands qu'ils ne doibvent et de la mesure qui leur a esté ordonné, les ayent a reduire comme ainsin qu'il appartient, dans six jours, à compter de la publication des présentes, et ce sur la peyne de cinquante livres tournois, pour chacun qui contreviendra, applicable, la moytié au fisc de Sa Sainteté et l'aultre au dict hospital, dez maintenant comme pour lhors, sans aultre déclaration et, oultre, d'estre privés du droict qu'ilz ont aux dictz espaciers, de manière qu'à l'advenir, ne se pourront ayder d'yceux.

Davantage est faict commandement à tous ceulx qui auront rigoles, coups perdus et aultres conduictz d'eau sans licence, les ayent à fermer ou fere fermer, dans six jours après la publication de ceste dicte presente, bien et deubment à ce qu'ils ne puissent prendre la dicte eau et ne leur soyt loysible plus à l'advenir de les ouvrir ny servir, sur la dicte peyne applicable comme dessus.

Pareillement est inhibé et deffendu à toutz ceulx qui ont espaciers le long de la Sorguette, rigoles ou coups perdus legitimement faictz, de prendre ny fere prendre de la dicte eau pour fere arrouser leurs dictes possessions ou aultrement prez les jours de sabmedis et dimanches de chasque sepmaine, sur la dicte peyne applicable comme dessus, et ceulx qui y contreviendront la nuit la peyne sera double.

Déclarant qu'advenant le cas que les dictz espaciers et aultres conduictz d'eau se treuvent ouvertz les aultres jours et le malfaiteur ne se puisse treuver, les maistres des espaciers et aultres conduictz et propriétés ou les rantiers d'iceux en seront tenuz auxquels la dicte eau servira et encourront la dicte peyne, sauf et réservé leur action contre le dict malfaiteur, ou vrayment le demontrant avec telz indices qu'on puisse procéder contre luy selon la forme et teneur de la presente cryée, par vertu de laquelle sera tenu à la dicte peyne comme le principal et, en cas qu'ils n'ayent de quoy payer, seront mis au collier publicquement pour deux heures ou vrayment auront du fouet, et à la relation de celuy qui sera depputé par les dicts instantz et admis par mon dict Seigneur Illustrissime Vice-Legat pour garder la dicte Sorgue, qui sera creu à son seul serment, sans appeler aultre tesmoing.

Donné en Avignon au Palais apostolique, ce septiesme jour du mois de juin mil six centz vingt-cinq.

Signé : Cosme BARDY, *vice-legatus* ; SIFFREDY, greffier.

(Origine : Bibl. d'Avignon, Mss. N° 2432, f° 5.)

XII

Ordonnance de Laurent Lomellini, vice-légat d'Avignon,
concernant la Durensole

(21 avril 1668)

Laurens Lomellini, referendaire de l'une et l'autre signature de Nostre Sainct Père, regent de sa chancellerie, vice-légat et gouverneur général en la citté et legation d'Avignon et surintendant des armes de Sa Sainteté en cet Estat,

Provoyans aux instances que nous ont esté très humblement faictes, pour la part du grand hospital de la présente ville, par les sieurs Recteurs d'icelluy, remonstrant que le dict hospital reçoit grand prejudice à son moulin à bled qu'il a sur la Sorguette sive Duransolle qui traverse la dicte ville, appellé de la Foulie, par moyen de ce que les particuliers possedans piesses et propriétés aboutissantes et voisines de la dicte Sorguette, divertissantz les eaux d'icelle à des jours et heures indeües et les employent à l'arrosage de leurs piesses, s'y bien que, par notre ordonnance du 11 juin 1667, faicte en conformité de celles de feus bonne mémoire Monseigneur Illustrissime et Reverendissime Pinelli, archevesque et vice-légat, le 13 may 1648, et Curci, son successeur en la dicte vice-légation, le 24 avril, année lhors suivante, la prohibition des dits arrosages et divertissement d'eaux, fors aux temps soubscriptz, fut expressement faicte ;

Sur quoy nous requérantz pourveoir et leur renouveler les dictes deffances aux fins d'obvier à cet inconvenient.

A ces causes, après avoir oüi : M. l'Advocat et Procureur général de Nostre Sainct Père en cette citté et légation, par ces presentes, Nous avons prohibé et deffendu, comme nous prohibons et deffendons très expressement à toutes personnes, de quelle qualité et condition que soient, sans exception aucune, possédans ou qui possederont cy après terres, predz et autres piesses et propriétés dans le terroir de cette ville, aboutissantes et voysines du canal de la dicte Sorgue, de divertir, soubs quel pretexte que ce soit, les eaux d'icelle, pour les employer à l'arrosege de leurs dictes piesses et propriétés ny aucune autre chose, fors pendant toutes les secondes et quatrièmes sepmaines entièrement des moys d'apvril, may, juin, juillet. aoust et septembre, et chascun d'iceux à prandre du second dimanche jusques au troisiesme et du quatriesme jusques au dimanche suivant respectivement, aux quelles sepmaines, par les concessions accordées, le dict arrosage leur est permis, sur la peyne de desobeissance et de xxv marcs d'argent au fisc et autre arbitraire.

Voulants et ordonnantz et, en tant que de besoing, commettantz et depputants, ainsin que nous commettons et depputons, deux des courriers de N. S. Père en cette citté et legation, telz que plaira aux dictz sieurs Recteurs, pour surveiller et prandre garde voir de visiter, lhors et toutes les fois que de leur part seront requis, la dicte Sorguette, dans tout le terroir de cette ville et raporter des contreventions présentes s'il s'y en treuve, auxquels rapports voulons que plaine foy soit adjoutée pour l'incursion des paynes, sans qu'il soit nécessaire d'aucuns tesmoins.

Et à ce que personne n'y puisse prétendre ignorance, voulons et mandons les présentes estre publiées par tous les lieux et carrefours de cette ville accoutumés, et que telle publication ainsin faicte aye la mesme force, vertu et efficacité que sy elles avoient été personnellement inthimées.

Donné en Avignon, au Palais Apostolique, ce 21 apvril 1668.

Signé : L. LOMELLINI, vice-légat.

Visa : CARTIER, advocat général ; FLORENT, archiviste et secrétaire, ainsy signé à l'original.

(Origine : Arch. Municip. d'Avignon. Série DD. Sorguettes et cours d'eau.)

XIII

\

(26 Mars 1695)

L'an mil six cent quatre vingt et quinze, et le vingt sixième
jour du mois de mars, par devant moy, notaire, prosecrétaire
et tesmoins, est oblys personelement Illustres et Magnifiques
seigneurs Messieurs Joseph Anthoine de Grilhets, chevalier,
marquis de Brissac, seigneur d'Aubres, Saint-Andiol, Maillane et autres places, gentilhomme ordinaire de la chambre
du Roy et esleu de la noblesse du Comtat, Honoré-François
Bertat et Honoré Louvet, consuls de cette ville d'Avignon,
assistés de nobles et illustres personnes Crestien Bayol, docteur
ès droits, assesseur de la dicte ville, et de Messieurs les
députés du clergé et université d'icelle, signés à la fin des
présentes, le très vénérable et révérend Père dom Jean-Antoine
Trouillas, prieur de la vénérable Chartreuse de Bonpas, au
diocèse de Cavaillon, visiteur de la province, illustre seigneur,
Messire Joseph-Marie de Ribere, chevalier, Messire Joseph-
Alexandre Rousset, noble et illustre seigneur, Messire François-
Camille de Crozet, docteur ès droits, aggrégé, et Nicolas
Barbier, recteurs vieux et modernes du grand hôpital Sainte-
Marthe de cette ville, illustre seigneur messire François Guil-
laume de Tertulle, seigneur de Saignon ; M. Paul Antoine
Borelly et noble et illustre personne Antoyne Ruffy, docteur ès
droits, aggrégé, sindics respectivement des Bastidans et autres
possesseurs des jardins et preds du terroir se servant de l'eau

de la Durensole, d'une part, et haut et puissant seigneur
Messire Paul de Seytres, seigneur et comte de Caumont,
d'autre, lesquelles parties contractantes ont promis et promettent de faire ratifier ces présentes et tout leur contenu, scavoir:
les dicts seigneurs consuls, au premier conseil que se tiendra
dans cette hostel de ville, le dict révérend Père dom Trouillas,
ou premier chapitre de son couvent, des dicts recteurs de
l'hospital, au premier bureau, et les dits sieurs sindics, dans
une assemblée générale, et de telles ratifications s'en expédie-
ront les uns aux autres des extraits en probante forme huit
jours après qu'elles auront été faites et passées de leurs grés,
pour elles et les leurs, mutuellement et réciproques stipulations intervenantes sur les procès et différents qui estoient
entre icelles, tant en la Cour de la présente ville que par appel
en Cour de Rome pour les causes et raisons amplement
déduites et opposées aux actes de part et d'autre, au sujet de la
dérivation et prise des eaux dans le lit de la Duranee aux
isles et crémants existant dans le terroir de Caumont, pour
être conduictes dans le canal destiné tant pour les moulins des
dits Révérends Pères Chartreux de Bonpas pour arrousages
des preds et jardins des dits Révérends Pères, comme aussy
pour arroussages des preds et jardins des Bastidans et autres
qui ont droit d'arroser que pour les moulins du dit hospital
Sainte-Marthe, et pour être conduictes dans le canal que coule
en la dicte ville jusques au Rosne, par l'entremise d'hauts et
puissants seigneurs Messires Gaspard de Fortias de Pol,
marquis de Montréal, et Jean-Joseph de Fougasse, seigneur de
La Bastie, Entrechaux et autres places, ont convenu et accordé,
conviennent et accordent, les uns en faveur des autres, que,
sans préjudice des droits des parties, et sans attributions
d'aucun nouveau droit à aucune d'icelles et sans qu'elles se
despartent, en aucune façon, des droits à chascune d'icelles
compétants respectivement en vertu des actes et produits
énoncés dans le dict procès.

Scavoir que les dicts seigneurs, consuls, les dicts Révérends

Pères Chartreux et autres intéressés au présent faict, pourront, à l'avenir, prendre et dériver l'eau de la rivière de Durance, à l'endroit qu'il leur plaira et leur sera le plus commode, tout le long de la dicte rivière de Durance, en montant depuis le trou de la Calade jusques à l'endroit du bord de la dicte rivière terminé par une ligne visuelle tirée du milieu de l'église Saint-Symphorien, ancienne paroisse de Caumont, hors le dict lieu, jusques à la grange de M. Pierre Robert, docteur de la présente ville et au milieu du bastiment d'icelle, située la dite grange au terroir du lieu de Cabanes, n'entendant néantmoins les dictes parties que la dicte ligne visuelle puisse servir à autre chose qu'a désigner le dict endroict jusques auquel on pourra prendre la dicte eau, ny être interprété pour aucune autre fin, avec pouvoir de dériver la dicte eau dans le dict espace susdésigné par les fossés et excavations nécessaires dans les iscles et créments du dit seigneur de Caumont jusques au canal contenu par la jettée des pierres et au trou de la Calade, pour servir tant à l'arrosage des dictes pièces et possessions qu'au service des dicts moulins et pour tous ceux qui ont droit de se servir de l'eau de la dicte rivière et pour le libre cours de la dicte eau dans le canal traversant la présente ville, les dicts seigneurs Consuls, les dicts Révérends Pères et autres intéressés prendront le soin de leur possible, à ce que l'eou contenue dans le canal, jusques au trou de la Calade, par la ditte jettée de pierres, ne se perde et se conserve le mieux qu'il se pourra. Et cas arrivant que l'eau de la dicte rivière vint à manquer, en façon qu'elle ne peut être prinse pour servir aux usages que dessus, dans l'espace cy dessus désigné qu'est depuis le dict trou de la Calade enmontant le long de la dicte rivière jusques à l'endroit terminé par la dicte ligne visuelle, au dit cas, et non autrement, les dictes parties resteront chacune en leur entier et respectivement pour se servir de leurs droits tout de mesme que si la présente convention et accord n'avaient esté passés. Et moyennant les choses susdictes, sera paix et amitié entre les dictes parties.

Et quant aux despans, demeureront compensés, et qui a mis a mis.

Promettants ces présentes et tout leur contenu avoir a gré et ny contrevenir aucunement, à peyne de tous despans et soubs obligation de tous et chascuns les biens et rentes des susdits corps qu'elles représentent et de leurs biens en ce qui les concerne, à toutes Cours requises, en la meilleure forme d'icelles et de la Chambre Apostolique.

Ainsy l'ont juré, quant au dict Père dom Trouillas, sur sa poitrine en la manière des prêtres.

Renoncé, etc. De quoy, etc.

Fait et publié au dict Avignon, dans la salle basse de la maison commune, présents à ce M. Louis Parreau, concierge de la dicte maison, et Anthoyne-Joseph Bernardy, habitant du dict Avignon, temoings requis soubsignés avec les partias.

Signé : Brissac, consul ; Bertet, consul ; Louvet, consul, Blanchety, primicier ; de Guilhem, doyen de Saint-Pierre ; Guiedan, prevost de Saint-Didier ; Bayol, assesseur ; Ribere, recteur ; Rousset, recteur ; Crosset, recteur ; Barbier, Montréal de Pol, présent ; La Bastie, présent ; Barthélémy, député ; Trouillas, prieur ; Caumont ; Ruffy, sindic ; de Tertulle, Bernardy, Boisset.

(Origine : Registres déposés aux Archives Municipales d'Avignon. Série B B, Notaires ; Pierre Chanuel, notaire et prosecrétaire de la ville, 1694-1696. f° 270.)

XIV

*Ordonnance de François Sanvitali, vice-légat d'Avignon
concernant la Durançole*

(28 Juin 1701)

———

Antoine-François Sanvitali, prelat domestique et Referendaire de l'une et l'autre signature de N.-S. P. le Pape, vice-legat et gouverneur général en cette cité et légation d'Avignon et surintendant des armes de Sa Sainteté en cet Estat.

L'an mil sept cens et un et le vingt huit du mois de juin, Monseigneur Illustrissime et Reverendissime Vice-Legat d'Avignon, pourvoyant aux instances à luy faites de la part d'Illustres Seigneurs Messieurs les Consuls et Recteurs du grand hôpital de la présente ville, joint à eux les Révérends Pères Chartreux de Bonpas et les possesseurs des granges et prets ayans droit de se servir des eaux du canal de la Durensole ; deuement informé des transactions passées entre les dites parties et des decrets et ordonnances faits par ses antecesseurs au sujet des dites eaux et canal de la Durensole, et notamment de l'ordonnance de Monseigneur Lomellini, d'heureuse mémoire, pour lors vice-légat, du 11 juin 1667, écrivant feu Monsieur Appais, notaire et greffier de la présente ville et des criées sur ce ensuivies ; informé aussi des continuelles usurpations et mauvais usages des dictes eaux, au prejudice du public et des particuliers qui ont le droit d'arrosage, nottamment du dit hôpital et de ses moulins ;

Après avoir oïü noble Joseph Melchior de Garcin, docteur ès droits, substitut fiscal, de nouveau, en tant que de besoin, a donné et donne permission et licence aux dites parties de prendre un ou deux courriers de N. S. Père, lesquels, après avoir presté serment entre les mains d'un de Messieurs les juges de la Cour ordinaire de S. Pierre, de faire leur rapport fidellement et dans la verité, ayent de faire la visite du terroir de la présente ville dans les endroits qui leur seront designez par les dictes parties, conjointement ou séparément, et toutes les fois qu'ils en seront requis, faire leur raport ensuite et declarer ceux qu'ils auront trouvé usurper les dites eaux et s'en servir sans aucun droit ny tiltre légitime et sans la permission de ceux qui ont le droit de l'accorder ou autrement en font mauvais usages, auxquels courriers ou courrier pleine et entière foy sera adjoutée sur ce dessus tant en jugement que dehors, sans qu'on aye besoin d'autre chose pour preuve du contenu en leur rapport, toutes choses faisans au contraire nonobstant.

Plus sa dite Seigneurie Illustrissime a ordonné et ordonne être fait commandement à tous ceux qui auront espaciers, rigoles, coups perdus et autres ouvrages et canaux pour conduire et dériver les eaux dans leurs terres et possessions sans aucun tiltre ny concession, qu'ils ayent de les fermer ou faire fermer et boucher bien et deüment dans six jours après la publication des présentes, avec inhibitions de les ouvrir et de s'en servir à l'avenir, à peine de cinquante livres d'amande ou autre arbitraire, suivant les cas, applicables la moitié à la Reverende Chambre et l'autre au dit Grand Hôpital, ipso facto, sans autre déclaration.

Plus la dite Seigneurie Illustrissime a ordonné et ordonne être fait commandement à tous ceux qui auront les dits espaciers le long du dit canal de la Durensole, avec un tiltre ou concession légitime, plus grands qu'ils ne doivent être et contre la conforme portée par les reglements et conventions faites sur ce dessus, de les réduire à la mesure et forme convenües, dans huit jours, à compter du jour de la publication des présentes, sur la dite peine de cinquante livres ou autre arbitraire en cas de contravention, applicables comme dessus, et d'être privez du droit de se servir des dits espaciers.

Plus sa dite Seigneurie Illustrissime a ordonné et ordonne être faites inhibitions et defences à tous ceux qui ont droit de prendre les dites eaux de s'en servir pour d'autres usages que ceux qui leur sont précisément et absolument nécessaires pour l'arrosage, sans excez ny abus, et sans qu'ils puissent les conduire ou faire conduire et derriver ny permettre qu'elles soient conduites et derrivées, après s'en être servis, dans les terres et possessions de leurs voisins ou autres qui n'ont le droit et la faculté de s'en servir ; sans qu'ils puissent aussi laisser perdre les dites eaux dans les chemins ou ailleurs, ny rien faire au préjudice du dit hôpital et autres qu'ils doivent s'en servir successivement, sous la dite peine de cinquante livres ou autre arbitraire, à chacun des dits cas, applicable et encourable comme dessus.

Plus sa dite Seigneurie Ilustrissime a ordonné et ordonne être faites inhibitions defences à tous ceux qui ont les susdits droits et faculté de se servir des eaux du dit canal de la Durensole de les prendre hors des temps destinés pour le dit arrosage, sçavoir les premières et troisiesmes semaines assignées pour l'usage des moulins et pour l'arrosage des prets appartenantz au dit Grand Hôpital, suivant les conventions et décrets faits par les antecesseurs de sa dite Seigneurie Illustrissime, et être fait commandement aux dits particuliers ayant droit de se servir des dites eaux, de tenir les dits espaciers et autres conduits fermés dans les dites semaines destinées pour les dits moulins et prets du dit Hôpital, sous la dite peine de cinquantes livres, en cas de contreventions, et autres arbitraires, applicable comme dessus et encourable ipso facto, sans aucune déclaration, voulant et ordonnant être creue, sur ce, aux dits courriers ou courrier, sans appeler autres témoins.

Finalement, mon dit Seigneur Illustrissime Vice-Légat a ordonné et ordonne, attendu la difficulté qu'il y a de retirer des propriétaires payement des cottes et impositions qu'on est en coutume de faire pour la manutention, conservation et derrivation des dites eaux et pour les réparations qu'il faut faire, de temps en temps, pour cela, dans le dit canal de la Durensole ou ailleurs, qu'il sera permis aux sindics et procureurs deputez par les dites parties pour faire l'exaction des dites cottes, d'agir, pour le payement de celles qui se trouvent encore deües et de celles qui s'imposeront à l'avenir, tant contre les propriétaires des granges, prets et possessions qui s'arrosent des dites eaux, que contre les rentiers, et de les contraindre au payement des mêmes cottes et impositions par toutes voyes exécutives et rigueurs de justice, sauf à eux leurs recours contre les maistres et propriétaires, lesquels, non plus que les rentiers ne pourront se servir des dites eaux qu'au préalable ils n'ayent payé et satisfait leur ditte cotte entièrement, à peine de quinze livres applicables comme dessus.

Voulant et ordonnant les présentes être leües et publiées par tous les lieux et carrefours accoutumés de la présente ville et à son de trompe, comme encore dans le terroir du dit Avignon, et être affichées dans les lieux accoutumés, laquelle affiction et publication tiendra lieu d'inthimation personnelle, decernant, pour raison de tout ce dessus et qu'en dépend, tout mandats et autres provisions nécessaires.

A. F. SANVITALI, vice-légat.

Visa : J. M. Garcin, advocat et procureur général ; Delandes, notaire et greffier. Ainsi signés à l'original des présentes.

L'an susdit et le mercredy treize du mois de juillet, à moy dit notaire et greffier a raporté André Palme, trompette, juré et crieur public pour N. S. P. le Pape et S. Siège Apostolique en cette citté et légation d'Avignon, avoir, du mandement et à la requeste dont a la criée et ordonnance cy dessus, dimanche dernier, dixième du dit mois de juillet, publié la dicte criée et ordonnance de mot à mot, à haute et intelligible voix, au devant de l'eglise des Pères de Montfavet, fait les commandements et inhibitions portées sur les peines cy mentionnées, son de trompe et cri public procédant, et avoir affiché copie d'icelle au devant de la dite eglise, avoir fait semblable publication et affiction au lieu de Mondevergues et au bourg de Mourières, le lendemain lundi onzième, et fait semblables publications et affictions par tous les lieux et carrefours de la présente ville d'Avignon accoutumés, le lendemain mardy douzième et autrement avoir fait.

En foy de ce, Delandes, notaire et greffier. Ainsi signé à l'original.

Extrait des actes rières moy dict notaire et greffier. En foy de ce requis.

Signé : DELANDES, notaire.

(Origne : Placard imprimé. Arch. de Vaucluse, H. Fonds de la Chartreuse de Bonpas. H, n° 150.)

XV

Ordonance de Sinibaldi Doria, vice-légat d'Avignon,

concernant la Durançole

(14 Mai 1708)

Sinibaldi Doria, referendaire de l'une et l'autre signature de Notre Saint Père le Pape, vice-legat et gouverneur général en cette cité et legation d'Avignon, et surintendant des armes de Sa Sainteté en cet état.

L'an mil sept cent huit et le quatorze du mois de may, Monseigneur Illustrissime et Reverendissime vice-legat d'Avignon, pourvoyant aux instances à lui faites de la part d'illustres seigneurs Messieurs les Consuls et Recteurs du Grand Hôpital de la présente ville, joint à eux les Revérends Pères Chartreux de Bonpas et les possesseurs des granges et preds ayant droit de se servir des eaux du canal de la Durensole, deuement informé des transactions passées entre les dites parties et des decrets et ordonnances faits par ses antecesseurs au sujet des dites eaux et canal de la Durensole, et notamment de l'ordonnance de Monseigneur Lomellini, d'heureuse mémoire, pour lors vice-legat, du onze juin 1667, escrivant feu Monsieur Appais, notaire et greffier de la présente ville, et des criées sur ce ensuivies ; informé aussi des continuelles usurpations et mauvais usages des dites eaux au prejudice du public et des particuliers qui ont le droit d'arrosage, notamment du dit Hôpital et de ses moulins, après avoir oüy Monsieur l'Advocat et Procureur général de Notre Saint

9

Père, en cette legation de nouveau, en tant que de besoin, a donné et donne permission et licence aux dites parties de prendre un ou deux courriers de Notre S. Père, lesquels, après avoir prêté serment entre les mains d'un de Messieurs les Juges dela Cour ordinaire de Saint-Pierre, de faire leur rapport fidelement et dans la vérité, ayent de faire la visite du terroir de la présente ville dans les endroits que leur seront designés par les dites parties, conjoinctement ou séparément, et toutes les fois qu'ils en seront requis, faire leur rapport ensuite et declarer ceux qui auront trouvé usurper les dites eaux et s'en servir sans aucun droit ny titre legitime, ou sans avoir obtenu la permission de ses antecesseurs ou de Sa Seigneurie Illustrissime, ou autrement en font de mauvais usages, auxquels courriers ou courrier pleine et entière foy sera adjoustée sur ce dessus, tant en jugement que dehors, sans qu'on aye besoin d'autre chose pour preuve du contenu en leur rapport, sauf et réservé à Sa Seigneurie Illustrissime de deputer et commettre telle autre personne que luy plairra pour raison de ce, laquelle procedera conjoinctement avec un courrier, après avoir telle personne presté semblable serment de proceder [fidelement, moyennant quoy sera ajouté foy à leur rapport, comme il a esté dit cy dessus, toutes choses faisans au contraire nonobstant.

Plus Sa dite Seigneurie Illustrissime a ordonné et ordonne estre fait commandement à tous ceux qui auront espaciers, rigoles, coups perdus et autres ouvrages et canaux pour conduire et derriver les eaux dans leurs terres ou possessions sans aucun titre legitime ou concession de Sa Seigneurie Illustrissime ou de ses antécesseurs, qu'ils ayent de les fermer ou faire fermer et boucher bien et deüement, dans six jours après la publication des présentes, avec inhibitions de les ouvrir et de s'en servir, à l'avenir, a peine de cinquante livres d'amende et autre arbitraire, suivant le cas, applicables la moité à la Revérende Chambre, un quart au dit Grand Hôpital et l'autre quart au denonciateur, encourables les dites peines, ipso facto, sans autre déclaration.

Plus Sa dite Seigneurie Illustrissime a ordonné et ordonne estre fait commandement à tous ceux qui auront les dits espaciers, le long du dit canal de la Durensole, avec un titre ou concession, comme il est prescrit cy dessus, plus grands qu'ils doivent estre et contre la forme portée par les reglements et conventions faites sur ce dessus, de les reduire à la mesure et forme convenus, dans huit jours, à comter du jour la publication des présentes, sur la dite peine de cinquante livres et autre arbitraire, en cas de contrevention, encourables et aplicables comme dessus, et d'estre privés du droit de se servir, à l'avenir, des dits espaciers.

Plus Sa dite Seigneurie Illustrissime a ordonné et ordonne estre faites inhibitions et deffences à tous ceux qui ont droit de prendre les dites eaux de s'en servir pour d'autres usages que ceux qui leur sont précisement et absolument nécessaires pour l'arrosage de leurs preds et jardins, tant seulement sans excez ny abus et sans qu'ils puissent les divertir, conduire ou faire conduire et derriver ny permettre qu'elles soient conduites et dérivées, après s'en être servi, dans les iscles, grands chemins, vignes, terres labourables et fossés, ny dans les terres et possessions de leurs voisins ou autres qui n'ont pas le droit et faculté de s'en servir successivement, sous la dite peine de cinquante livres ipso facto, encourable pour la première fois, et de la prison pour la seconde et autres fois, et autre à l'arbitre de mon dit Seigneur Illustrissime à chacun des dits cas, aplicable comme dessus.

Plus Sa dite Seigneurie Illustrissime a ordonné et ordonne estre faites inhibitions et deffences à tous ceux qui ont les susdits droits et facultés de se servir des eaux du dit canal de la Durensole, de les prendre hors des tems destinés pour le dit arrosage, sçavoir : les premières et troisiesmes semaines assignées pour l'usage des moulins et pour l'arrosage des preds appartenans au dit Grand Hôpital, suivant les conventions et decrets faits par les antecesseurs de Sa Seigneurie Illustrissime, à commencer le premier dimanche du mois

d'avril jusques au second, et le troisièsme jusques au qua-
trièsme, et ainsi alternativement jusques à la fin de l'année
durant chaque mois, avec commandement aux dits particuliers ayans droit de se servir des dites eaux, de tenir les dits
espaciers et autres conduits fermés dans les dites semaines
destinées pour les dits moulins et preds du dit Hôpital, sous la
dite peine de cinquante livres en cas de contrevention, et autres
arbitraires, applicables comme dessus, et encourables, ipso
facto, sans autre déclaration, voulant et ordonnant estre creu
sur ce dessus aux dits courriers ou courrier, sans apeller
autres temoins,

Finalement mon dit Seigneur Illustrissime Vice-Légat a
ordonné et ordonne, attendu la difficulté qu'il y a de retirer des
propriétaires payement des cottes et impositions qu'on est en
coutume de faire pour la manutention, conservation et derrivation des dites eaux et pour les réparations qu'il faut faire de
tems en tems pour cella dans le dit canal de la Durensole ou
ailleurs, qu'il sera permis aux syndics et procureurs deputés
par les dites parties pour faire l'exaction des dites cottes,
d'agir pour le payement de celles qui se trouvent encore deües
et de celles qui s'imposeront à l'avenir, tant contre les propriétaires des granges, preds et possessions qui s'arrosent des dites
eaux, que contre leurs rentiers, et de les contraindre au payement des mêmes cottes et impositions par toutes voyes
exécutives et rigueur de justice, sauf à eux leur recours contre
les maîtres et propriétaires, lesquels non plus que les rentiers
ne pourront se servir des dites eaux qu'au préalable ils n'ayent
payé et satisfait leur dite cotte entièrement, a peine de quinze
livres encourable et applicable comme dessus.

Voulant et ordonnant les présentes estre leües et publiées
par tous les lieux et carrefours accoutumés de la présente ville
et à son de trompe, comme encores dans le terroir du dit
Avignon et estre affichées dans les lieux accoutumés, laquelle
affixion et publication tiendra lieu d'inthimation personnelle,
toutes autres choses faisant au contraire nonobstant, decernant,

pour raison de tout ce dessus et qu'en depend tous mandats et autres provisions nécessaires.

> S. Doria, vice-légat ; S. de Archangelis, advocat et procureur général ; de Thouson, secrétaire d'Estat et archiviste.

(Origine : Arch. de Vaucluse. Ferié H. Fonds de la Chartreuse de Bonpas. H. 150.)

XVI

(16 Août 1710)

L'an mil sept cent dix huit et le seizième jour du mois d'aoust, par devant moy, notaire, prosecrétaire et tesmoins, a été en personne Messire Joseph de Seytres, marquis de Caumont, citoyen de cette ville d'Avignon, lequel, de son gré, informe que par le manque d'eau de la rivière de Durance on ne scauroit, à présent, la prendre dans l'endroit désigné dans la transaction du vingt-six mars de l'année mil six cent quatre vingt quinze pour l'arrosage des preds et jardins et l'usage des moulins et pour la conduire dans le canal d'Avignon, a consenti et consent, sous les conditions que cy après, qu'il sera permis de dériver l'eau de la dite rivière de Durance, au delà de la ligne visuelle établie par la dite transaction, en manière pourtant que lorsque la dicte rivière aura grossi et qu'on pourra dériver l'eau suffisamment et de la manière qu'on le faisait auparavant dans les termes établis par la dicte transaction, les dits nouveaux travaux qui auront été faits seront comblés dans la longueur d'une canne et même de deux, s'il est besoin, aux dépens des intéressés, pour que la dicte rivière n'entre pas dans les nouveaux travaux, et si, après le dict comblement, il arrivait encore que l'on retombe dans le même inconvénient, il sera permis de faire des nouveaux travaux et de passer la dicte ligne visuelle toutes les fois que le cas arrivera jusques au premier octobre de l'année prochaine mil sept cent dix neuf, après lequel temps chacune des parties rentrera dans l'état et les droits établis par la dicte transaction de mil six cent quatre vingt-quinze, tout comme si le présent consentement et la stipulation et acceptation dont cy après n'avoient point été faits, et le présent consentement ne pourra attribuer aucun nouveau droit, directement ny indirectement, aux dictes parties intéressées au dit canal de la Durensole, tant sur le possessoire que petitoire, ny autrement, en quelle manière que ce soit.

Et là même personnellement establis illustres et magnfiques seigneurs Messieurs Jean-Marie de Fougasse de La Rouyère, chevalier, gentilhomme ordinaire de la Chambre du Roy, Louys-Véran Borelly et Jacques-Joseph Valleron, Cambaud, consuls de cette dite ville, assistés de noble et illustre personne Jean Gilles de Barthélémy, docteur ez droits, agrégé, assesseur de la dicte ville, de Monsieur le Primicier et de Messieurs les députés du clergé et université d'icelle signés à la fin des présentes, messire Jacques de Cambis, marquis d'Orsan, seigneur de Lagnes et autres lieux ; M. Joseph-Laurent Roberti, bourgeois, noble François-Camille Crozet, docteur es droits, agrégé, et M. Joseph Charlet, bourgeois, recteurs vieux et modernes du Grand Hôpital Sainte-Marthe, dit messire Bernard Rascas, du dict Avignon, révérend Frère Jean Melchior du Mayne, prêtre, supérieur de la maison de l'Oratoire de cette dicte ville, noble et illustre seigneur Jean-Pierre de Madon, sieur de Châteaublanc, sindics des Bastidans, long du dit canal, pour les autres absents et pour les possédans preds long du dit Canal stipulant, lesquels de leur gré, aux dicts noms et qualités, ont accepté et stipulé le susdit consentement, sous les réserves et conditions cy dessus, et sans que la présente acceptation puisse attribuer aucun nouveau droit au dict seigneur de Caumont, directement ny indirectement, tant sur le possessoire que pétitoire, ny autrement, en quelle manière que ce soit.

Promettant les parties, chacune pour ce qui les concerne, les présentes avoir gré, sans y contrevenir aucunement, à

peine de tous dépens, dommages et intérest, et pour ce faire
ont soumis et obligé, scavoir : le dict seigneur'de Caumont,
ses biens, et les dits seigneurs consuls et recteurs, aux dits
noms, les biens, rentes et revenus de la dicte ville et du dict
Hôpital respectivement, et le dict seigneur de Châteauhlanc,
sindics, tous ses biens, à toutes Cours requises en la meilleure
forme de la Chambre Apostolique.

Juré, etc. Renoncé, etc.

De quoy, etc,

Fait et publié au dit Avignon, dans la salle basse de l'Hôtel
de la dicte ville, présents à ce noble Joseph-Melchior de
Garcin, docteur es droits aggrégé, avocat et acteur de la dicte
ville, et M. Joseph Jaubert, concierge du dict Hôtel de ville,
tesmoins requis soubsignés avec les parties.

Signé : Caumont, le chevalier de la Rouyère, consul ;
Borelly, consul ; Cambaud, consul ; Barthélémy, assesseur ;
Laverne, primicier ; Achard de la Baume, prêtre, d'Avignon ;
Gouget, Dureau, chanoine ; Borelly, chanoine ; de Garcin
Mayne, sindic ; Châteaublanc, sindic ; M. Garcin, présent ;
Charlet, recteur ; Jaubert, présent.

(Origine : Registres déposés aux Arch. Municip. d'Avignon.
Série B.B., Notaires. Claude Pintat, notaire et proséecrtaire de
la ville, 1718, fol. 234).

XVII

Règlement pour le Grand Hôpital de Sainte-Marthe

(31 Mars 1728)

Raynier, des comtes d'Elie, referendaire de l'une et l'autre
signature de Notre Saint Père le Pape, vice-legat et gouverneur général en cette cité et legation d'Avignon, et surintendant des armes de Sa Sainteté en cet état.

Etant duement informé des transactions passées entre les
parties ayant droit de se servir des eaux du canal de la
Duransole et des décrets et ordonnances faites par nos antecesseurs, au sujet des dites eaux et canal, et notamment de
l'ordonnance faite par Monseigneur Lomellini, d'heureuse
mémoire, étant vice-legat, du 11 juin 1667, écrivant feu
Monsieur Appais, notaire et greffier de cette ville, et criées
sur ce ensuivies ; informé encore des continuelles usurpations
et mauvais usages qu'on fait des dites eaux, au prejudice du
public et des particuliers qui ont le droit d'arrosage et notamment du Grand Hôpital Sainte-Marthe et de ses moulins ;
pourvoyant aux instances qui nous ont été faites de la part de
Messieurs les Consuls et Recteurs du dit Grand Hôpital et des
possesseurs des granges et prez qui ont droit de se servir des
dites eaux du dit canal ; nous conformant à ce qu'a été cy
devant ordonné par Monseigneur Doria, étant vice-legat, le 14
may 1708, par ces présentes que nous voulons avoir force de
Règlement perpétuel et être inviolablement observées, après
avoir ouï Monsieur l'Advocat et Procureur général de Notre
Saint-Père en cette légation.

Nous avons permis de nouveau, en tant que de besoin, aux dites parties de prendre un ou deux courriers de Notre Saint Père, lesquels, après avoir prêté serment entre les mains d'un de Messieurs les Juges de la Cour ordinaire Saint-Pierre de cette ville, de faire leurs rapports fidelement et dans la vérité, ils ayent de faire la visite du terroir de la présente ville, dans les endroits qui leur seront désignés par les dites parties, tant conjointement que separément, et toutesles fois qu'ils en seront requis, faire leurs rapports et déclarer ceux qu'ils auront trouvé usurper les dites eaux et s'en servir sans aucun droit legitime ou sans en avoir obtenu la permission de nous ou de nos antecesseurs ou autrement en font des mauvais usages ; aux rapports desquels courriers pleine et entière foy sera ajoutée, tant en jugement que dehors, sans qu'on ait besoin d'autre chose pour preuve du contenu en leur rapport, sauf à nous de députer et commettre telle autre personne qu'il nous plaira pour raison, laquelle procedera conjointement avec un des dits courriérs, après avoir telle personne prêté semblable serment de proceder fidellement, moyennant ce, sera ajouté foy à leurs rapports, comme il est dit cy dessus, toutes choses au contraire nonobstant.

De plus, nous avons ordonné et ordonnons être fait commandement à tous ceux qui auront espaciers, rigoles, coups perdus ou autres ouvrages et canaux pour conduire et dériver les eaux dans leurs terres et possessions, sans aucun titre légitime ou concession de nous ou de nos antécesseurs, qu'ils ayent de les fermer ou faire fermer et boucher bien et duement, dans six jours après la publication des présentes, avec inhibition de les ouvrir et de s'en servir, à l'avenir, à peine de cinquante livres d'amende et autres à nous et à nos successeurs arbitraires suivant le cas, applicable la moitié à la Révérende Chambre, un quart au Grand Hôpital et l'autre quart au denonciateur, encourables *ipso facto.* sans autre déclaration.

Ordonnons, de plus, être fait commandement à tous ceux

qui auront les dits espaciers, le long du dit canal de la Duransole, qui auront un titre ou concession, comme il est cy dessus,
plus grands qu'ils ne doivent être et contre la forme portée
par les règlements et conventions faites sur ce sujet, de les
réduire à la mesure et forme convenue, dans huit jours, à
compter du jour de la publication des présentes, sur la même
peine que dessus, et d'être privés de se servir, à l'avenir, des
dits espaciers.

Faisons, en outre, inhibitions et deffenses à tous ceux qui
ont droit de prendre et se servir des dites eaux, de les prendre
et s'en servir pour d'autres usages que ceux qui leur seront
precisément et absolument nécessaires pour l'arrosage de leurs
prez et jardins tant seulement, sans excès ni abus, et sans
qu'ils puissent les divertir, conduire ou faire conduire et
deriver, ni permettre qu'icelles soient conduites et dérivées,
après s'en être servi, dans les iscles, grands chemins, vignes,
terres labourables et fossez, ni dans leurs terres et possessions
de leurs voisins ou autres qui n'ont pas le droit et faculté de
s'en servir successivemeut, sur la même peine de cinquante
livres, *ipso facto*, encourable et applicable comme dessus
pour la première fois, et de la prison, pour la seconde et autres
fois, et autres à nous et à nos successeurs arbitraires.

Faisons, de plus, inhibitions et deffences à tous ceux qui
ont les dits droits et facultez de se servir des eaux du dit canal,
de les prendre hors du temps destiné pour les arrosages,
scavoir : les première et troisième semaines assignées pour
l'usage des moulins et pour l'arrosage des prez appartenant au
Grand Hôpital, suivant les conventions et decrets faits par nos
antecesseurs, à commencer le premier dimanche du mois
d'avril jusqu'au second, et le troisième jusqu'au quatrième,
et ainsi alternativement jusques à la fin de l'année, durant
chaque mois, avec commandement aux dits particuliers ayant
droit de se servir des dites eaux, de tenir les dits espaciers et
autres conduits fermez dans les dites semaines destinées pour
les dits moulins et prez du dit Hôpital, sur la dite peine de

cinquante livres, en cas de contravention et autre arbitraire, applicable comme dessus et encourable *ipso facto*, sans autre déclaration ; voulant et ordonnant être cru, sur ce dessus, aux dits courriers ou courrier, sans appeller autre témoin.

Et attendu la difficulté qu'il y a de retirer des proprietaires payement des cottes et impositions qu'on est en coutume de faire pour la manutention, conservation, dérivation des dites eaux, et pour les réparations qu'il faut faire, de temps en temps dans le canal de la Duransole ou ailleurs, nous ordonnons qu'il sera permis aux sindics et procureurs députez par les dites parties pour faire l'exaction des dites cottes, d'agir, pour le payemsnt de celles qui se trouveront encore dues et de celles qui s'imposeront à l'avenir, tant contre les proprietaires des granges, prez et possessions qui s'arrosent des dites eaux, que contre leurs rentiers, et de les contraindre au payement des mêmes cottes et impositions par toutes voyes exécutives et rigueurs de justice, sauf à eux leurs recours contre les maîtres et proprietaires, lesquels, non plus que les rentiers, ne pourront se servir des dites eaux qu'au préalable ils n'ayent payé et satisfait leurs dites cottes entierement, à peine de quinze livres d'amende encourable et applicable comme dessus.

Et afin que les presentes soient notoires et que personne n'en puisse prétendre cause d'ignorance, nous ordonnons icelles être lues et publiées par tous les lieux tant de cette ville, bourg de Morières, Montfavet, Mont de Vergues et autres endroits que besoin sera, et affichées aux lieux accoutumés, voulant que telles publications et affictions servent de personnelle intimation, toutes choses au contraire nonobstant.

Donné en Avignon, au Palais Apostolique, ce trente unième et dernier mars mille sept cens vingt huit.

R. D'ELIE, vice-légat, ainsi signé.

Visa de SARTELLARIS, avocat et procureur général.

de PLUVINAL, secrétaire et archiviste, coadjuteur.

(Origine : Arch. Municip. d'Avignon. Série A A. — A A, 154, f° 65.)

XVIII

Extrait parte in quâ *de transaction passée par les Chartreux de Bonpas et M. de Seytres, seigneur de Caumont.*

(14 Avril 1757)

L'an mil sept cent cinquante sept et le quatorzième jour du mois d'avril, par devant nous Elzéard Imonier et Joseph-Simon-Michel Gallier, notaires publics apostoliques d'Avignon soussignés, et en présenc des témoins ci-après nommés, furent présents : d'une part, les Révérends et Vénérables Pères, dom Michel Roujoux, prieur, Charles Devèze, vicaire, Bruno Brenier, ancien, Joseph de Blisson, coadjuteur, Antoine-Joseph d'Honorati, Pierre Chèze, Paul Vernet, Bernard Baffier, procureur, Marie-Etienne Layen, courrier, Anthelme Nicolas, Xavier Ytier, sacristain, Hilarion Duclaux, Barthelemy Martin. Benoit Brousse, Ignace Laugier, Placide Fedon et Mathieu Buisson, tous religieux profès de la maison et chartreuse Notre-Dame de Bonpas, diocèse de Cavaillon, capitulairement assemblés au son de la cloche, comme de coutume, au lieu ci bas écrit ; et d'autre part très haut et puissant seigneur Joseph-François-Xavier de Seytres de Pérussis, chevalier, marquis de Caumont, seigneur de Vergnières et autres places, citoyen du dit Avignon, *lesquelles parties, voulant terminer tous et chacun les différents procès mus et pendants entre elles et prévenir ceux qui pourraient s'élever dans la suite,* de gré, mutuelle et réciproque stipulation intervenant, savoir : les dits Révérends Pères Chartreux pour eux, la dite Chartreuse et les religieux qui lui succèderont à l'avenir, et le dit seigneur marquis de Caumont pour lui et les fieux hoirs, héritiers et successeurs en la dite terre et seigneurie de Caumont *sur tous et chacuns les dits procès, leurs annexes, connexes, circonstances et dépendances quelconques, dans la vue de les terminer et de prévenir ceux qui pourraient être suscités à l'aeenir ; après une longue et exacte discussion de raisons, prétentions et droits des parties* et **avoir pris mutuellement communication de leurs titres et droits respectifs**, de l'avis de leurs conseils et par la médiation d'illustre seigneur messire Esprit-Joachim de Guilhermin, auditeur de la Rote du sacré Palais Apostolique de la ville d'Avignon, et noble Thomas Teyssier, docteur agrégé en l'Université de la dite ville et professeur en droit civil, ont *transigé, convenu, et accordé, transigent, eonviennent et accordent comme suit :*

Et premièrement, que tous les créments formés et délaissés par la rivière de Durance sous et tout le long des terres de la dite Chartreuse, appelées la Castanne, jusqu'aux piles de l'ancien pont de Bonpas, tant ceux possédés par le dit seigneur marquis de Caumont ou ses auteurs à divers emphitéotes, contre lesquels respectivement la dite Chartreuse aurait agi par demande de mainlevée et subsidiairement d'immission en possession et par voie d'inhibition, et pour lesquels le dit seigneur marquis de Caumont ou Madame la Marquise sa mère aurait pris fait et cause en mains, demandant d'être maintenu en la possession et jouissance d'iceux, que ceux qui sont actuellement possédés ou détenus par la dite Chartreuse et pour raison desquels le dit seigneur marquis de Caumont ou madame sa mère avait intenté un jugement de mainlevée, et subsidiairement de réintégrande contre la dite Chartreuse, comme faisant partie de l'universalité de ses créments et généralement tous et chacuns les créments, isles et iscles formés et délaissés, à former et détacher à l'avenir à perpétuité, depuis la dite terre de la Castanne jusqu'aux piles de l'ancien pont de Bonpas, seront et appartiendront pleinement et entièrement, toujours, et à perpétuité, au dit seigneur marquis de Caumont et aux siens, pour en faire et disposer à toutes leurs volontés et en jouir, par eux ou leurs emphitéotes et autres qui ont ou auront droits et cause d'eux, ainsi et de la même maniére qu'ils jouissent et sont en possession de jouir de tous les autres créments délaissés et à délaisser par la dite rivière de Durance, dans toute l'étendue du territoire de Caumont, et comme faisant partie d'iceux et compris dans l'universalité des dits créments délaissés et à délaisser par la rivière de Durance.

Plus, que le dit seigneur marquis de Caumont, les siens ni ceux qui auront droit et cause d'iceux, ne pourront jamais construire ni faire construire aucun bâtiment, édifice ni habitation dans l'étendue des dits créments, depuis la fourcadure où se fait la jonction du canal de la Durançole avec le fuyant du dit moulin du dit seigneur marquis, dont il sera parlé ci-après, jusqu'aux piles du pont de Bonpas.

Plus, que le dit seigneur marquis de Caumont et les siens ne pourront jamais détruire la digue de la Durançole qui est enterrée dans les dits créments, à peine de tous dépens, dommages et intérêts et de réfection de la dite digue, aux frais et dépens du dit seigneur marquis de Caumont et des siens.

Plus, que, pour faciliter la purgation du canal de la Durançole, le dit seigneur marquis de Caumont et les siens laisseront à perpétùité, depuis la dite fourcadure où se fait la jonction du canal de la Durançole avec le fuyant du moulin du dit seigneur marquis de Caumont, jusqu'aux piles de l'ancien pont de Bonpas, tout le long du dit canal, la largeur de deux cannes en friches, sans que le dit seigneur marquis de Caumont et les siens ni ceux qui auront droit et cause d'eux puissent jamais défricher les dites deux cannes de terrain n'y rien complanter, en façon que le dit espace de deux cannes soit toujours libre, inculte et sans arbres.

Plus, qu'il sera loisible et permis aux Révérends Pères Chartreux et autres intéressés au dit canal de la Durançole, *ou préposés* de leur part, de passer et repasser dans les créments du dit seigneur marquis de Caumont, pour tout où besoin sera pour la dérivation des eaux de la Durançole, et de faire tous les ouvrages nécessaires pour la dite dérivation, le tout conformément aux actes sur ce papier entre les auteurs du dit seigneur marquis de Caumont et les intéressés au dit canal, et sans rien innover aux dits actes, ni attribuer aucun nouveau droit à qui que ce soit.

Plus, que, pour fixer irrévocablement les limites des possessions des dits Révérends Pères Chartreux et des créments du seigneur marquis de Caumont, depuis la dite terre de la dite Chartreuse appelée la Castanne, jusque à la dite fourcadure, et depuis la dite fourcadure jusques aux dites piles du dit pont, et éviter les cas et différends qui pourraient survenir par le mélange et confusion des dites possessions avec les dits créments, les dites parties ont convenu et accordé, conviennent et accordent que les possessions de la dite Chartreuse, depuis la dite Castanne jusqu'à la dite fourcadure, seront à perpétuité bornées et limités par le canal du fuyant du moulin du dit seigneur marquis de Caumont, et depuis la dite fourcadure jusques aux piles du dit pont, par le canal de la Durançole, et qu'à cet effet il sera posé des termes et limites qui feront à perpétuité le dit bornage, en façon que tout ce qui sera en deça tant du canal du fuyant du dit moulin que du dit canal de la Dnrançole du côté du nord, soit culte, soit inculte, sera et appartiendra à toujours et à perpétuité, pleinement et entièrement, à la dite Chartreuse, et que tout ce qui sera en delà du canal du dit fuyant du dit moulin et du canal de la Durançole, du côté du midi, soit culte ou inculte, appartiendra de même au dit seigneur marquis de Caumont, et en conséquence le dit seigneur marquis de Caumont a cédé et transporté à la dite Chartreuse, comme par les présentes il cède et transporte à la dite Chartreuse, à toujours et à perpétuité, pour lui et les siens, sans aucune restriction ni réserve, et tant qu'au domaine utile que quant au domaine direct, toutes et chacunes les possessions ainsi que les droits et prétentions qu'il a et peut avoir en deça du canal du dit fuyant de son moulin et du dit canal de la Durançole, dans l'étendue ci-desssus mentionnée, et par contre le dit seigneur marquis de Caumont et les siens jouiront à l'avenir, à toujours et à perpétuité, de tout le terrain en crément, isles ou iscles, qui est et pourra être formé et délaissé au delà du canal du fuyant du dit moulin et du dit canal de la Durançole, dans la même étendue, comme de tous les autres créments délaissés et à délaisser par la dite rivière de Durance, dans toute l'étendue du territoire de Caumont, et comme faisant partie d'iceux et compris dans l'universalité d'iceux, et en vertu de tous les droits à eux compétents et appartenant sur l'universalité des dits créments. Le tout sans préjudice des droits de la dite Chartreuse sur tous et chacuns les créments, isles et iscles formés et à former depuis les dites piles du dit pont de Bonpas, en tirant au couchant, et encore sans préjudice des droits des dits Révérends Pères Chartreux et autres intéressés sur le dit canal de la Durançole, et sans déroger aux actes passés avec eux par les auteurs du dit seigneur marquis de Caumont, comme a été dit ci-dessus.

Plus, que, dans le cas où la Durance viendrait à emporter les dites possessions de la Chartreuse en tout ou en partie, depuis la dite Castanne jusques aux dites piles, et que la dite rivière vînt ensuite les rendre en tout ou en partie, la dite Chartreuse en reprendra la possession de sa propre et privée autorité dans les bornes ci-dessus désignées et non au delà, sans que jamais elle puisse être troublée dans la dite reprise de possession par le dit seigneur marquis de Caumont et les siens puissent jamais prétendre qu'il leur fut attribué aucun titre pour raison des dites possessions, le tout sans déroger aux droits du dit seigneur marquis de Caumont sur l'universalité des dits créments.

Plus, que le passage pour aller du lieu de Caumont à la dite maison de Bonpas et au bac de Durance sera et demeurera libre et que les dits Révérends Pères Chartreux le laisseront subsister tel qu'il est actuellement, depuis la dite Castanne jusques aux piles du pont.

Plus, que le dit seigneur marquis de Caumont et les siens

seront tenus à perpétuité de laisser couler les eaux du fuyant
de leur dit moulin par le canal actuel d'icelui ou tout autre
qu'ils jugeront à propos jusque à la dite terre de la dite
Chartreuse, dite la Castanne, d'où les susdites eaux se rendront
jusqu'à la dite fourcadure ; le recurage duquel canal le dit
seigneur marquis de Caumont et les siens seront chargés de
faire à leurs propres frais et dépens jusqu'à la dite fourcadure,
avec la faculté de jeter le *curun* toujours sur l'un ou l'autre
bord, à laquelle fourcadure les dits Révérends Pères Chartreux
auront le droit et seront tenus de recevoir les eaux du dit
fuyant ou dans le canal actuel de la Durançole, ou dans tel
autre canal particulier qu'ils voudront faire dans leur propre
fonds pour conduire les dites eaux partout où ils trouveront
bon et en disposer à leurs plaisirs et volonté, et dans l'un et
l'autre cas, les dits Révérends Pères Chartreux seront tenus
d'en faire à leurs propres frais et dépens le recurage toutes les
fois qu'il sera estimé nécessaire pour le libre cours des eaux,
arbitrio boni viri, sans aucune formalité de justice, sur la
seule et simple réquisition, même extrajudicielle, du dit
seigneur marquis de Caumont et des siens, sauf à la dite
Chartreuse d'agir et de se pourvoir pour la contribution aux
dits frais et dépens du recurage contre les autres intéressés au
canal de la Durançole, sans que la dite obligation puisse préjudicier à celles contractées entre les Pères Chartreux et les
autres intéressés au canal de la Durançole, et que ces derniers
en puissent tirer avantage.

Plus, que, dans le cas où la Durance viendrait à couper le
dit fuyant du dit moulin et mettre obstacle au libre cours des
eaux d'icelui, il sera permis aux dits Révérends Pères Chartreux de faire, à leurs propres frais et dépens, toutes les réparations nécessaires pour se procurer la jouissance et se
maintenir dans la possession des eaux du dit fuyant ; le tout
sans que, par les ouvrages qui seront faits par les dits
Révérends Pères Chartreux, il soit porté aucun préjudice au
dit seigneur marquis de Caumont ni aux siens ; le tout

cependant sauf aux dits Révérends Pères Chartreux de faire accéder tous les autres intéressés au canal de la Durançole aux deux pactes immédiatement précédents concernant les eaux du dit fuyant du dit moulin du dit seigneur marquis de Caumont, dans le terme de six mois du jour de la ratification du présent acte par le Révérendissime Père Général ou le Chapitre général de l'ordre, pendant lequel terme les dits Révérends Pères Chartreux pourront recéder des dits deux pactes ; et au cas qu'ils n'en aient pas recédé par acte public dans le dit terme préremptoirement, les dits deux pactes subsisteront et auront leur pleine et entière exécution de point en point, suivant leur forme et leur teneur, sans y rien altérer ; et dans le cas que les dits Révérends Pères déclarent, par acte public, dans le dit terme, qu'ils recèdent des dits deux pactes, iceux seront censés et tenus pour non avenus, tant par rapport aux dits Révérends Pères Chartreux que par rapport au dit seigneur marquis de Caumont.

Et après une foule d'articles en dix-sept pages et demi d'écriture in-folio, n'ayant rapport qu'à des désemparements de terres, échanges de directes, cessions de capitaux et renonciations réciproques entre parties à tous procès existants ou autres objets règlementaires, qui ont paru très indifférents pour l'objet de la présente expédition, la dite transaction terminant ainsi que suit :

Promettant au surplus les parties contractantes, chacune pour leurs chefs, mutuelles et réciproques stipulations intervenant, tout le contenu au présent contrat d'accord et transaction avoir à gré, sans jamais y contrevenir directement ni indirectement, à peine de tous dépens, dommages et intérêts et sous l'obligation, savoir :

Les dits Révérends Pères Prieurs et religieux, de tous les biens, rentes et revenus présents et à venir de la dite Chartreuse, et le dit seigneur marquis de Caumont aussi de tous ses biens présents et à venir généralement quelconques respectivement, et c'est à toutes Cours tant papales que royales, spirituelles et temporelles, et autres requises en leur meilleure forme et de la révérende Chambre Apostolique ; ainsi l'ont respectivement promis et juré, *ad pectus* quant aux Révérends Pères Prieurs et religieux, qui sont prêtres, et quant aux autres parties sur les Ecritures, entre les mains de nous, Notaires, touchées, renoncé de quoy.

Fait et passé dans la dite Chartreuse de Bonpas et dans l'apartemant du dit Révérend Père dom Prieur, en présence de Révérendissime personne messire Jean-Esprit Jayet, prêtre, résidant au lieu de Caumont, et de Monsieur Ignace-Guillaume Gallien, résidant au dit Avignon, témoins requis et signés avec les dites parties, arbitres et avocats d'icelles à l'original.

Signé : Imonier, notaire.

Extrait *parte in quâ* d'autre extrait existant en forme légale aux archives générales de cette préfecture de Vaucluse, parmi les titres et papiers provenant de la ci-devant Chartreuse de Bonpas, dans un registre in folio couvert de basane jaune par cahiers détachés non reliés, le premier commençant en mil sept cent trente-huit et le vingtième jour du mois de novembre, et le dernier finissant en mil sept cent soixante-cinq et le huitième jours du mois de mars, simplement classés par suite de dates, d'années en années, sans le moindre numéro de Messieurs les Administrateurs des Hospices civils de cette ville d'Avignon.

La susdite transaction paraît avoir été ratifiée par autre transaction entre les mêmes parties, le 23 janvier 1759, notaire Cattelany, portant plantation des termes apposés au dit registre, 15e, cahier, fol. 59, régularisé le dit acte commençant à la 13e page, fol. 43, délivré sur la demande de Monsieur de Seytres, marquis de Caumont, comme partie intéressée, à Avignon, le trente-un mai mil huit cent vingt-deux.

XIX

*Transaction entre la Commune d'Avignon et l'Hôpital au
sujet du droit de concession d'arrosages pur les eaux de
la Durançole.*

(23 Avril 1766)

L'an mil sept cent soixante-six et le vingt-troisième jour du
mois d'avril, par devant nous Benoît-Fabrien-Michelet Mezières,
licencié en droit, secrétaire de cette ville d'Avignon, et Joseph-
Simon-Michelet Gollier, notaire apostolique du dit Avignon,
secrétaire du grand hôpital Sainte-Marthe, et en présence
des témoins après nommés, furent présents, d'une part :
illustres et magnifiques seigneurs, Jean-Joseph-Félix-Xavier-
Henri de Rolland de Cantelme, chevalier ; marquis de Ralha-
masse, brigadier des armées du Roi, chevalier de l'ordre royal
et militaire de St-Louis, gentilhomme ordinaire de la chambre
de Sa Majesté très chrétienne ; François Villarts et André
Juvin, consuls de cette ville, assistés de nobles et illustres
personnes, Joseph-Hyacinthe-Charles de Beauregard, docteur
en droit, agrégé, assesseur d'icelle, de M. le Primicier et de
MM. les députés du clergé et de l'Université, signés à la fin
des présentes, et d'autre part : M. Antoine-Ignace-Dominique
Courtet, marchand bourgeois ; nobles et illustres seigneurs
MM. Jean-Baptiste de la Beaume des Achards, prêtre, chanoine
de l'église métropolititaine de cette ville, et M. Pierre Dumange,
aussi marchand bourgeois, recteurs anciens et modernes du
dit grand hôpital Sainte-Marthe, alias M. Bernard de Rascas,
du dit Avignon, à l'absence de M. de Poule, autre recteur
ancien ; disant les parties que le conseil ordinaire et extra-

dinaire de la même ville, par délibération en date du 14 juin de l'année dernière, aurait accordé à nous dit secrétaire et à M. Teyssier deux concessions pour dériver les eaux du canal de la Durançole, à l'effet d'arroser les fonds dépendant de leurs domaines, situés au terroir du dit Avignon, au quartier de Saint-Amand, sans payer aucune redevance ; serait aussi que MM. les Recteurs du dit Hôpital, croyant que cette délibération portait atteinte aux intérêts de l'œuvre, se seraient présentés pour en faire suspendre l'exécution, et auraient communiqué aux dits seigneurs Consuls un précis des titres justifiant que le dit Hôpital a donné des concessions sur le dit canal depuis 1660 jusqu'à l'année dernière sans interruption, offrant de rapporter les extraits en forme des dits titres, par lesquels il conste que le dit Hôpital a donné des concessions pour la dérivation des dites eaux, sous la réserve du droit de directe et cens sur l'esparcier ; sous un droit d'entrée en argent, en fixant néanmoins la quantité du terrain à arroser, et, en outre, depuis peu de temps, sous une redevance annuelle de vingt sols par éminée du terrain qui serait arrosé, prétendant conséquemment les dits sieurs Recteurs, par cette possession, avoir le droit privatif de donner des concessions sur le dit canal de la Durançole. A quoi était répondu, de la part de la Ville, qu'il était constant que toute propriété sur le dit canal appartenait à la dite Ville ; que la possession prétendue par le dit Hôpital ne saurait établir son droit, qu'autant qu'il rapporterait en même temps titre de cession de la part de la Ville ; que, faute de ce, la possession dont il s'agit n'était d'aucun mérite ; et il était ajouté que, quand même il serait reconnu que cette possession peut autoriser le dit Hôpital à continuer de donner pareilles concessions dans l'avenir, il ne serait pas moins assuré que la Ville aurait le même droit pour en donner cumulativement ; la même Ville pouvant d'autant moins être dépouillée de ce droit, qu'outre la propriété dont elle a joui de tous les temps sur le dit canal, elle a été, depuis peu, subrogée aux droits que la Chambre y prétendait, au moyen du chirographe obtenu de N. T. S. P. le Pape, le vingt-cinq avril mil sept cent cinquante-neuf.

Et plusieurs autres raisons et exceptions étant avancées de part et d'autre qui auraient pu donner matière à des contestations que les parties ont désiré respectivement d'éviter et de fixer par voie de transaction.

A ces causes, les dits seigneurs Consuls, assistés de qui devant, procédant en suite de la délibération du conseil ordinaire et extraordinaire de la dite Ville, en date du 4 décembre dernier, duement approuvée de leur gré, pour la dite Ville et les habitants d'icelle, et les dits sieurs Recteurs, de l'avis de MM. les Conseils et Avocats du dit Hôpital, procédant en suite de la délibération du bureau général tenue le vingt-un novembre de l'année dernière, de leur gré, pour et au nom du dit Hôpital, sur tout le narré et contenu des présentes raisons et exceptions compétentes à la dite Ville et au dit Hôpital, déduites ci-devant, et autres moyens de droit et de fait non spécifiés, leurs annexes, connexes, circonstances et dépendances généralement quelconques, ont transigé, convenu et accordé, transigent, conviennent et accordent, par voie d'accord et transaction et de convention, ainsi que les dits seigneurs Consuls, pour eux et au nom de la communauté de cette Ville, sous la réserve que ci-après, et non autrement : convennant que le dit Hôpital jouisse à l'avenir et à perpétuité du droit exclusif et privatif de donner des concessions sur les eaux du dit canal de la Durançole, sans pouvoir en être empêché pour quel motif et cause que ce soit.

Et, à cet effet, les dits seigneurs Consuls, sous les clauses de divestitions, investitions et autres translatives, requises et nécessaires, ont transféré et cédé en toute meilleure forme au dit Hôpital, les dits sieurs Recteurs pour lui stipulant et acceptant, tous les droits qui compètent et peuvent compéter à la dite Ville pour raison des dites concessions, sans s'en rien réserver, que dans le cas ci-après exprimé, consentant que le dit Hôpital en jouisse et use comme de sa chose propre, sans lui en être néanmoins d'aucune éviction et garantie.

Et c'est pour et pendant tout le temps, tant seulement et non autrement, que la dite œuvre sera sous l'administration immédiate de la Ville, se réservant les dits seigneurs Consuls, au cas contraire, dès maintenant comme pour lors, et dans lors comme dès maintenant, tous les titres et droits à elle compétant sur le dit canal, de quelque nature qu'ils soient, lesquels ne pourront être prescrits par aucun laps de temps, ni ne pourra à iceux être dérogé directement ni indirectement, pas même par les avancés respectifs dont en cet acte, mais, au contraire, la dite Ville pourra faire valoir iceux et les exercer de la manière qu'elle trouvera bon, tont ainsi et comme si la présente transaction n'avait pas été stipulée, et, par contre, au dit cas, demeurant de même réservés au dit Hôpital tous les droits à lui compétents indépendamment de la transaction, pour les exercer et faire valoir ainsi qu'il pouvait le faire avant cet acte.

Et enfin, il a été convenu que les concessions accordées par la dite Ville à nous dit secrétaire et au dit Teyssier, en exécution de la dite délibération du conseil en date du 4 juin dernier, sortiront leur plein et entier effet pour jouir chacun d'eux du droit d'arrosage sur le terrain limité ainsi et aux termes des actes de concession reçus, savoir : celle concernant nous dit secrétaire, par M. Gaspard Galheron, notaire du dit Avignon, le jour d'hier, et celle du dit Teyssier, par nous dit secrétaire, ce jourd'hui peu et avant les présentes, sans que dans aucun temps ils puissent être inquiétés ni troublés par le dit Hôpital sur le droit d'arrosage qui leur compète en vertu des dits actes de concession, à la charge néanmoins, par nous dit et le dit sieur Teyssier, de n'user de la dite eau que pendant les semaines dévolues aux Bastidans et Pradiers, et en se conformant aux transactions sur ce passées et règlements ensuivis.

N'entendant la dite Ville, par la présente transaction, se départir du droit et de la liberté qu'elle a d'avoir une nouvelle prise en Durance, pour faire de nouveaux canaux dans le terroir de cette Ville, et exécuter le projet qui avait été proposé et agréé par le conseil du 4 décembre 1761, ou tel autre qu'il lui plaira, et de pouvoir faire traverser sur le canal actuel celui ou ceux que la dite Ville pourra faire à l'avenir, en se chargeant néanmoins, la dite Ville, de tous les frais qui se fairont à cette occasion, sans que le dit Hôpital puisse l'en empêcher, sous quelque prétexte ou quelque raison que ce soit ou puisse être.

N'entendant non plus encore la dite Ville se départir des droits qu'elle a sur le dit canal actuel, dans la partie qui est dans l'intérieur de la dite Ville, et sans que le dit Hôpital puisse empêcher en aucune façon que les dites eaux passent dans le dit canal intérieur de la dite Ville, conformément aux usages et règlements sur ce fait.

Le présent acte de transaction, convention, accord et tout son contenu, les dites parties, sous mutuelles et réciproques stipulations intervenant, promettent avoir à gré et n'y contrevenir directement ni indirectement, à peine de tous dépens, dommages et intérêts ; et pour ce faire ont soumis et obligé, savoir : les dits seigneurs Consuls, assistés de qui dessus, tous et chacuns les biens, rentes et revenus de la dite Ville, présents et à venir, et les dits sieurs Recteurs tous et chacuns les biens, rentes et revenus présents et futurs du dit Hôpital, qu'ils les ont tous respectivement soumis à toutes Cours requises en la meilleure forme et de la Chambre Apostolique, juré et renoncé de quoi, etc.

Fait et publié au dit Avignon, dans la salle basse consulaire de l'Hôtel de Ville, en présence de MM. Gabriel Maillefand et Esprit-Joseph Serre, résidant à Avignon, témoins requis et signés avec les parties assistant.

XX

*Vente d'une prise d'eau sur les bords de la rivière de Durance,
passée par Monseigneur le duc et Madame la duchesse de
Crillon, en faveur du grand hôpital Sainte-Marthe.*

(16 Janvier 1776)

L'an mil sept cent soixante et seize et le seizième jour du
mois de janvier après-midi, par devant messire Joseph-Ignace
de Vernety, chez cosseigneur de Lagarde Paréot, lieutenant général civil et des soumissions en la Sénéchaussée de cette ville
d'Avignon et Comté Venaissin, voyer des eaux et forêts, juge
conservateur du dit domaine et de privilèges de l'Université du
dit Avignon, nous Jean-Augustin Cathelany, notaire apostolique et royal de cette ville d'Avignon soussigné, en présence
des témoins à la fin nommés, furent présents : d'une part,
M. Jean-Joseph Payen, négociant en cette ville, agissant en
qualité de procureur fondé de très haute et très puissante
dame Madame Joseph Athanase Roman Gusman Monzarabé
Spinosa de los Monteros, duchesse de Crillon, épouse
non commune en biens de très haut et très puissant
seigneur Louis des Balbes Berton, chevalier seigneur duc de
Crillon, baron de St-Jean-de-Vassols, comte de St-Paul,
seigneur de Velleron, lieutenant général des armées de Leurs
Majestés Très Chrétienne et Catholique, suivant la procuration
passée devant M⁰ Duchemin, notaire au Châtelet de Paris, de
résidence en la ville de Fontenay-Trésigny en Brie, sous la
date du trois janvier de l'année dernière, düement enregistrée
aux actes de M⁰ Jacques Poncet, notaire de cette ville, le
vingt-trois du même mois, la dite dame duchesse de Crillon

étant aux droits et privilèges du dit seigneur duc de Crillon à l'égard des concessions relatives aux dérivations des eaux de la Durance et leur conduite sur le territoire de cette ville, en suite des différents arrêts du conseil de Sa Majesté Très Chrétienne obtenus par le dit seigneur duc de Crillon, et notamment de celui du vingt-trois octobre mil sept cent soixante-quatorze, düement enregistré, dans lequel tous les autres sont cités et rappelés, à part de l'acte de donation faite par le dit seigneur duc à la dame duchesse de Crillon, écrivant le dit Mⁱ Poncet, notaire, le vingt-sixième décembre mil sept cent soixante et quatorze ; et d'autre part, Mⁱ Joseph-Simon-Michel Gollier, licencié en droit, notaire apostolique et royal héréditaire de cette ville, et M. Joseph Reynard, négociant, demeurant au dit Avignon ; disant les dites parties que, par écriture privée par eux souscrite en double original sous la date du vingt juillet de l'année dernière, en présence de M. François Arnoux, chevau-léger, Gabriel Maliolaud, et François-Joseph Gluais, résidant au dit Avignon, témoins signés à la dite écriture privée, Le dit sieur Payen, agissant en qualité de procureur de la dite dame duchesse de Crillon, revêtue des droits et privilèges de dérivations des dites eaux de la Durance, aurait fait cession et transport, à titre de vente et de nouveau bail, aux dits seigneurs Gollier et Reynard, agissant pour eux, pour l'ami par eux à élire dans le terme de six mois, en premier lieu d'une vigne de cinq éminées trois cosses, dont : partie en nature et partie sous les eaux de la Durance, située au terroir de cette ville, clos de Châteaubrun ou de la Tanque, que la dite dame avait acquise, par acte passé devant MⁱCairanne, notaire, le seize janvier de l'année dernière, de M. Gayan fils, qui la tenait de Pierre Couren comme compte de l'acte passé devant le dit Mⁱ Cairanne, notaire, le vingt-huit décembre mil sept cent soixante-quatorze ; en second lieu, d'une prise servant à dériver les eaux de la Durance, établie et bâtie sur le bord de la dite rivière et sur la dite vigne, en l'état qu'elle se trouvait lors de la dite vente, avec tous les grazes, pierres et matériaux qui se trouvaient sur place pour parfaire la construction d'icelle, laquelle prise était obvenue à la dite dame duchesse par cession ou renonciation de la part du dit sieur Gayan, dont en l'acte retenu par le dit M⁰ Cairanne le dit jour seize janvier mil sept cent soixante-et-quinze ci-devant énoncé, laquelle vente et cession aurait été faite par le dit sieur Payen, au dit nom, aux dits sieurs Gollier et Reynard, aux prix de six mille livres, qu'est cent cinquante livres pour la dite vigne et accroissements d'icelle, mille livres pour les dits matériaux, et quatre mille huit cents cinquante livres pour la concession de la dérivation et conduite des dites eaux, et sous les clauses, pactes et conditions exprimés et mentionnés dont en la dite vente sous seing privé, laquelle a été düement ratifiée par le dit seigneur duc et dame duchesse de Crillon, savoir par le dit seigneur duc par acte passé devant le dit M⁰ Poncet, notaire, le. . . . . . . de l'année dernière, et par la dite dame duchesse par acte passé devant. . . . . . . Et désirant tant le dit sieur Payen, au dit nom, que les dits sieurs Gollier et Reynard, pour eux et pour l'ami qu'ils ont agi en acceptant la dite vente, donner une forme plus authentique à icelle, auraient, en présence du dit seigneur lieutenant et des témoins après nommés, remis à nous notaire les deux originaux de la dite écriture privée, aux fins d'en annexer un aux présentes et de procéder à l'enregistrement d'icelle à mes actes.

A ces causes, les dites parties, le dit sieur Payen, au dit nom, et comme procureur de la dite dame duchesse de Crillon, procédant en tant que de besoin avec la présence et sous l'autorité du dit seigneur lieutenant, pour remplir les formalités reqnises par les statuts municipaux de cette ville, attendu que la dite dame duchesse n'a pas de parents en cette ville pour assister aux présentes, renonçaut aussi le dit sieur Payen, au dit nom, à tous les droits, lois, statuts, privilège et hypo-thèques faits et introduits en faveur de femmes mariées, desquelles il a déclaré être informé tant ci-devant par le conseil de la dite dame duchesse que présentement par le dit seigneur lieutenant, de leur gré, les dits sieurs Payen, Gollier et Reynard, ensemble les dits sieurs Arnoux, Maliolaud et Gluais, témoins susdits, d'après la lecture ici même faite par nous, notaire de la dite vente sous seing privé, ont respectivement dit et déclaré contenir vérité, l'avoir souscrite de leur seing accoutumé, et reconnaître, ainsi que chacun d'eux reconnaît publiquement, en présence du dit seigneur lieutenant, nous notaire et témoins, sa souscription et signature. Partant, le dit sieur Payen, au dit nom, dûment autorisé, et les dits sieurs Gollier et Reynard, d'après l'enregistrement qui sera fait ci-après de la dite écriture sous seing privé, chacun pour ce que le concerne, ont respectivement consenti et consentent qu'elle aye force de contrat public et soit exécuté comme tel, d'après quoy nous notaire, adhérant aux réquisitions qui m'ont été faites par les dites parties, ay annexé à mes actes un des originaux de la dite écriture privée, l'autre ayant été déchirée et brûlée, ay icy procédé à l'enregistrement d'icelle dont la teneur suit :

L'an mil sept cent soixante-quinze et le vingtième jour du mois de juillet, M. Jean-Joseph Payen, négociant de cette ville, en qualité de procureur fondé de très haute et très puissante dame Madame Joseph Athanase Roman Gusman Monzarabé Espinosa de los Monteros, duchesse de Crillon, épouse non commune en biens de très haut et très puissant seigneur Louis des Balbes Berton, chevalier seigneur duc de Crillon, baron de St-Jean-de-Vassols, comte de St-Paul, seigneur de Velleron, lieutenant général des armées de Leurs Majestés très Chrétienne et Catholique, suivant la procuration passée devant Mᵉ Duchemin, notaire au Châtelet de Paris, de résidence en la ville de Fontenay-Trésigny en Brie, sous la date du troisième janvier dernier, düement enregistrée aux actes de Mᵉ Jacques Poncet, notaire de cette ville, le vingt-trois du même mois, la dite dame duchesse de Crillon, étant aux droits et privilèges du dit seigneur duc de Crillon, à l'égard des concessions relatives aux dérivations des eaux de la Durance et leur conduite sur le territoire de cette ville, en suite des différents arrêts du conseil de Sa Majesté Très Chrétienne obtenus par le dit seigneur duc de Crillon, et notamment de celui du vingt-trois octobre de l'année dernière, düement enregistré, dans lequel tous les autres sont cités et rappelés, appert de l'acte de donation faite par le dit seigneur duc de Crillon à la dite dame duchesse, écrivant le dit M⁰ Poncet le vingt-six décembre de l'année dernière, lequel sieur Payen, pour eux et au nom de de la dite dame revêtue des dits droits usant des pouvoirs dont en la dite procuration, sous promesse de rapporter ratification et approbation des présentes, tant de la part de la dite dame duchesse que de celle du dit seigneur duc de Crillon, et en attendant se faisant fort à son propre du fait de l'un et de l'autre, de son gré pour la dite dame, le dit seigneur et les leurs heoirs, successeurs et ayants cause, a vendu, cédé, remis et délaissé, vend, cède, remet et délaisse, à titre de vente et de nouveau bail, à MM. Joseph Simon, Michel Gollier, licencié en droit, notaire héréditaire de cette ville, et à M. Joseph Reynard l'Espinasse, négociant, demeurant au dit Avignon, présents et acceptants pour eux, pour l'ami par eux à élire dans le terme de six mois et les leurs, en premier lieu, une vigne de la contenance d'environ cinq éminées trois cosses, dont partie en nature et partie sous les eaux de la Durance, située au terroir de cette ville, clos de Châteaubrun ou de la Tanque, confrontant du levant la vigne de. . . . . . , du couchant et midi de la rivière de Durance, ensemble du couchant la traverse tendant à la chaussée, de bize, vigne du sienr Giraud, et autrement en l'état et contenance que la dame duchesse avait droit d'en jouir, d'après l'acquisition faite par la dite dame duchesse de M. Gayan fils, par acte passé devant M⁰ Cairanne, le seize janvier dernier, lequel sieur Gayan l'avait acquise de Pierre Courren par acte passé devant le dit M⁰ Cairanne le vingt-huit décembre de l'année dernière ; en second lieu, le dit sieur Payen, aux dits noms, vend, cède et délaisse, à titre de vente et de nouveau bail, aux dits Sieurs Gollier et

Reynard, acceptant comme dessus, pour eux et leur ami à élire et les leurs, une prise servant à dériver les eaux de la Durance, établie et bâtie sur le bord de la dite rivière et sur la vigne ci-dessus vendue et en l'état qu'elle se trouve. Laquelle prise est obvenue à la dite dame par cession ou renonciation de la part du dit sieur Gayan dont au dit acte du seize janvier dernier. Ensemble lui cède et délaisse toutes les grazes, pierres et matériaux qui se trouvent sur place, et tout ce qui se trouve respectivement planté, végété, arboré et enraciné dans la dite vigne, même avec les fruits actuellement pendants sur icelle et droit d'accroissements compétants aux anciens propriétaires, tout ce qui est bâti, posé et muré en la dite prise, sans réserve aucune pour la dite dame duchesse, sauf réservé sur la dite vigne la directe et majeure seigneurie de l'hôtel de cette ville, et cens imposé sur icelle et sur les vannes de la dite prise, la directe et majeure seigneurie de la dite dame duchesse de Crillon et cens de dix ans annuellement payable au quinze août. Laquelle vente sera franche aux acquéreurs de tous arrérages des dix ans, anciens droits de lods, dette et hipotèques de tout le passé et à la dite dame duchesse de Crillon du droit de lods dû à la ville à raison de la dite vigne. Convenu que la dite dame duchesse de Crillon, nonosbtant la réserve ci-dessus faite de la dite directe sur les dites vannes, ne pourra percevoir aucun lods à raison de cette vente ni moins de l'ami à élire par les dits acquéreurs, pourvu que le dit choix se fasse dans le terme de six mois à compter de la date des présentes. Convenu encore que, si la dite prise échoit à l'hôpital Sainte-Marthe de cette ville, soit par la déclaration des dits acquéreurs, soit dans des temps plus reculés, le dit Hôpital sera dispensé de payer aucun droit de demi-lods pour les dites vannes, tant qu'il possèdera la dite prise en propriété, ne demeurant tenu le dit Hôpital qu'au payement du dit cens et à passer reconnaissance des dites vannes au profit de la dite dame duchesse, les siens et ayants cause. Faite la dite vente et cession par le dit sieur Payen, aux dits noms, avec tous les droits, actions, obligations et hipotèques compétants et appartenant à la dite dame duchesse dus sur la dite vigne et sur la dite prise, tant en vertu des actes ci-devant énoncés que des arrêts du conseil ci-dessus cités, pour, par les dits acquéreurs, en jouir, user et disposer aux mêmes droits et titres ainsi et de même que la dite dame pouvait et avait droit de le faire avant les présentes, et notamment avec la faculté de dériver de la dite prise les eaux de la dite rivière de Durance pour les conduire à leurs dépens dans tous le territoire de cette ville, excepté tant seulement la partie des fonds situés au midi d'une traverse de chemin qui prend sa naissance dans le cours de cette ville, entre les portes Limbert et St-Michel, à quatre-vingt cannes de distance environ de la dite porte Limbert, en suivant la dite traverse depuis le cours jusque vis-à-vis le jardin du domaine St-Gabriel, appartenant au séminaire de St-Charles, étant la dite traverse établie derrière le dit jardin et au midi d'icelui, de façon qu'il demeurerait réservé à la dite dame duchesse de Crillon, aux siens ou ayants cause, d'ouvrir une ou plusieurs prises, pourvu que ce soit au moins à cent-cinquante toises d'éloignement de celle dont en cette vente, pour en dériver les eaux à l'effet de les faire découler sur les fonds situés au midi de la dite traverse depuis sa naissance jusque vis-à-vis le jardin St-Gabriel et dans toute l'étendue des dits fonds en partie de ces deux points et tirant de là jusqu'au Rhône, sur lesquels fonds exceptés il ne sera jamais loisible aux dits acquéreurs d'introduire les eaux dérivant de la présente concession, sous quel prétexte et raison que ce soit, ainsi pourront les conduire dans toutes les autres parties du terroir, même et expressément jusques aux fonds confrontant du nord la dite traverse, avec faculté d'user et disposer des eaux dans telles parties ainsi et comme la dite dame duchesse et le dit seigneur duc, avant elle, avaient droit de le faire, aux termes des dits arrêts du conseil et autrement comme que ce soit, et si les eaux dérivées de la prise ci-dessus vendue sont emmenées sur le grand chemin des Noves jusques aux fonds qui forment le tènement aux enclos du château de la Trillade, appartenant à la maison de Crillon, il sera permis et loisible à celui de la dite maison qui jouira par temps des biens du dit domaine de la Trillade de se servir des dites eaux pour arroser jusque à concurrence de quarante éminées de terres au dit enclos sans payer aucun droit d'arrosage ni cotte pour l'usage de la dite eau, laquelle faculté aura lieu sous cette franchise qu'autant que le dit château et biens en dépendant seront possédés par la maison de Crillon, et venant à passer à toute autre maison, à titre de vente ou de succession, la dite franchise n'aura plus lieu, quand même il se serait écoulé l'espace de cent ans et plus de jouissance d'icelle, à raison de laquelle il ne pourra être opposé d'aucune possession centenaire ; plus il sera permis et loisible aux dits acquéreurs, leur ami à élire et ayants cause, car arrivant que les eaux de la Durance vinssent à se retirer ou en partie du local où se trouve la dite prise établie actuellement, d'en changer la place toutes et quantes fois que les dits acquéreurs et ayants cause l'aviseront, pourvu toutefois qu'on ne l'établisse pas au delà de cent cinquante toises en dessus ou en dessous du local où elle est construite ; lesquels changements seront faits en tout temps, sans qu'il soit besoin d'une nouvelle concession, et aux dépens des dits acquéreurs ou ayants cause, sans que la dite dame duchesse et les siens y contribuent ; bien entendu que les dits acquéreurs, leur ami à élire, les leurs et ayants cause ne pourront jamais avoir qu'une seule prise à raison de la présente concession, et que, quand ils estimeront devoir la transporter ailleurs, dans les limites ci-devant prescrites, ils seront tenus de fermer celle dont ils ne voudront pas user ; bien entendu aussi que, d'après le dit changement, les dits acquéreurs, leur ami à élire, les leurs et ayants cause jouiront en tout temps des prises qui seront subrogées à celle dont en cette vente, avec les mêmes privilèges, franchises, prérogatives, droits, facultés de dériver, conduire et user des eaux, ainsi et de même qu'il est dit ci-devant, ensemble il leur sera permis et loisible de pouvoir traiter, au nom de la dite dame duchesse de Crillon, *pro declarando*, du terrain sur lequel seront creusés en tout temps, dans l'avenir, les fossés de conduite des eaux, à titre du chirographe de la ville dont la dite dame duchesse avait droit d'user en suite des délibérations du conseil, moyennant quoi la dite dame duchesse de Crillon sera tenue de faire sa déclaration au profit des dits acquéreurs, leur ami à élire et ayants cause, qui seront obligés, temps par temps, de fournir à leur propre au payement des dits terrains, sans que la dite dame duchesse ou ayants cause y contribuent.

Faite la dite vente de vigne et de la prise sous les dites conditions respectivement consenties, qui feront entre elles un tout indivisible, pour et moyennant le prix, quant à la vigne, en l'état et droit d'accroissement, de cent cinquante livres ; pour la batisse de la dite prise et matériaux, de mille livres ; et pour la dite concession et dérivation des eaux, de quatre mille huit cent-cinquante livres, le tout monnoye de France, faisant les dites trois parties celle de six mille livres, qui seront payables en argent comptant, savoir trois mille livres dues au dix août prochain, et les autres trois mille livres lors et à mesure que le dit sieur Payen rapportera ratification ou approbation des présentes de la part du dit seigneur duc et dame duchesse de Crillon, non devant ni autrement sans intérêt jusque alors, renonçant les dits acquéreurs à tous délais, même de grâce, qui pourraient retarder les dits paye-ments aux susdits termes, à la charge, par la dite dame duchesse, en recevant la dite somme, d'en employer de la main à la main celle de quatre mille huit cent cinquante livres, sans diversion des espèces, au payement des prix faits relatifs à la dite prise que la dite dame duchesse a établie au dessous de la Chartreuse de Bonpas, et à la conduite des eaux qui en seront dérivées, et d'en rapporter cession et subrogation des droits des dits prix facteurs en faveur des payeurs, à laquelle subrogation le dit sieur Payen, aux dits noms, consent dès maintenant comme lors intervenant au présent acte la donation de toute plus-value, clauses de divestitions, investitions et autres translatives requises et nécessaires, pour, par les dits acquéreurs, jouir, user et disposer de tout ce dessus vendu, cédé, remis et transporté dès le présent, jouir ainsi que de chose à juste titre acquise, laquelle plus-value fût elle au double et plus ensemble, tout ce dessus vendu, sous les dites conditions, moyennant le susdit prix du sieur Payen, aux dits noms, promet faire avoir, jouir et tenir aux dits acquéreurs, leur ami à élire, les leurs et ayants cause à perpétuité, envers et contre tous, et tous procès et différends qui pourraient survenir les prendre en mains et charge, en faire sa cause propre et les faire vuider et terminer aux dépens de la dite dame duchesse de Crillon, des siens et ayants cause, pour assurer, dans tous les cas, l'effet de la dite vente sous les dites conditions, et généralement faire tout ce à quoy un garant est tenu en la plus ample forme de droit.

Promettant respectivement les dites parties, chacune en droit soy, aux noms qu'elles procèdent, rédiger les présentes en contrat par devant notaire sous les assistances, authorisations et formalités requises par notre statut, sous les clauses et conditions relatives à la sûreté des parties d'après les présentes conventions, à la première réquisition de l'une d'icelles, voulant et consentant respectivement que les présentes ayent force de contrat, à l'effet de quoi, et pour leur exécution, le dit sieur Payen soumet et oblige tous les biens des dits seigueurs et dame duchesse de Crillon et les siens propres, jusque à la ratification et approbation ci-dessus promises, et les dits sieurs Gollier et Reynard, les leurs solidairement, à toutes Cours requises en leur meilleure forme et de la Chambre apostolique.

Fait et arrêté au dit Avignon en deux doubles, les an et jour que dessus, dont un est resté au pouvoir du dit sieur Payen, et l'autre en main du dit sieur Gollier, de l'aveu de très haut et très puissant seigneur Louis Nolasque Félix des Balbes Berton, chevalier marquis de Crillon, seigneur de Mont- meyran, chevalier de l'ordre de St Louis, colonel d'infanterie ici présent, en présence des sieurs François Arnoux, chevau-léger, Gabriel Molioufaud et François-Joseph Gluais, résidans au dit Avignon, témoins requis et signés avec les parties : Balbes Berton marquis de Crillon, Payen, le jeune Reynard Lespinasse, Gollier, Malioufaud, Arnoux, Gluais, tous ainsi signés à l'original de la dite écriture privée. Et ici même le dit sieur Payen, aux dits noms, dûment authorisé par le dit seigneur lieutenant de Sougré, pour la dite dame duchesse de Crillon et les siens, a déclaré et confessé, déclare et confesse avoir eu et reçu avant ces présentes et avoir contentement, en espèces de cours, des dits seigneurs Gollier et Reynard, stipulant pour eux, les leurs et ayants droit, la dite somme de six mille livres, monoye de France, pour prix de la dite vigne, accroissement d'icelle, concession, prise d'eau, dérivation d'icelle, nous notaire et témoins, dont content sauf la promesse d'emption cy dessus faite par le dit sieur Payen, quitte et promet de faire tenir quitte avec acte renonçant à toute exception à ce contraire, même à celle de l'argent non nombré.

Et tout ce dessus sortant à effet, les dits sieurs Gollier et Reynard-Lespinasse, usant de la faculté qui lui compète, aux termes de la dite écriture privée, de déclarer dans le terme de six mois l'ami pour lequel ils ont fait la dite acquisition de leur gré pour eux et les leurs, ont dit et déclaré, disent et déclarent avoir acquis les dites vignes, accroissement, concession, prise et dérivation des dites eaux et matériaux, pour le Grand Hôpital Ste-Marthe, alias messire Bernard de Rascas, du dit Avignon, pour, par le dit Hôpital, en jouir et user ainsi que de sa chose propre, aux mêmes droits compétants aux dits sieurs Gollier et Reynard, sous les obligations par eux consenties, mettant le dit Hôpital à leur lieu et place, laquelle déclaration noble Gabriel Viau, docteur agrégé, et professeur en l'Université de cette ville, M. Henri-Agricol-Bénézet Aubert, négociant, haut et puissant seigneur messire Jean-Baptiste-Ignace Isidore comte de Forbin, seigneur des Issards, St-Roman et autres places, et M. Pierre Désandré l'aîné, bourgeois, recteurs anciens et modernes du dit Hôpital présents, stipulant pour iceluy et agissant en suite des pouvoirs à eux donnés par délibération du bureau général tenu au dit Hôpital le treizième aoust de l'année dernière, ont accepté et acceptent au hazard, risque, péril et fortune du dit Hôpital, et sans que les dits sieurs Gollier et Reynard lui soient à jamais tenus d'aucune éviction, garantie, ni d'autre chose quelconque, sauf de requis procédé de leur propre fait, et partant les dits sieurs Recteurs, au dit nom, en vertu des dits pouvoirs dont en délibération, ont promis et promettent de relever, garantir et entièrement indemniser les dits sieurs Gollier et Reynard de tout ce qu'ils pourraient souffrir et endurer à occasion de la dite acquisition et des obligations qu'ils ont consenties dans le dit acte sous seing privé en faisant le fait propre du dit Hôpital, et conséquemment les dits sieurs Gollier et Reynard ont déclaré et confessé, déclarent et confessent avoir eu et reçu du dit Hôpital, les dits Recteurs stipulant pour iceluy, des mains de M. Laurent Perrin, marchand, trésorier du dit Hôpital, payant de l'argent de sa recette, la dite somme de six mille livres, monnoye de France, en remboursement de semblable somme par eux ci-devant payée au dit sieur Payen, procureur susdit, pour montant du prix de la dite acquisition, ainsi qu'ils les reçoivent ici réellement et de comptant en espèces de cours comptées, nombrées et expédiées par le dit sieur Perrin, trésorier susdit, et par les dits sieurs Gollier et Reynard, chacun la moitié les concernant, vérifiées, retirées et emboursées aux vu et présence du dit seigneur lieutenant, nous notaire, et témoins, dont contents quittent avec pacte renonçant à toute exception à ce contraire.

Et pour l'observation des présentes, les dits sieurs Recteurs obligent les biens, rentes et revenus présents et à venir du dit Hôpital, le dit sieur Payen, au dit nom, tous les biens, meubles, immeubles, rentes et revenus de la dite dame duchesse de Crillon, et les dits sieurs Gollier, Reynard, leurs biens présents et à venir, qu'ont le tout respectivement soumis à toutes cours requises en la meilleure forme de la Chambre apostolique. Sur lesquelles choses, comme bien et juridiquement faites, le dit seigneur lieutenant requis a mis et interposé ses décrets et authorité judiciaires, dont acte.

Fait et passé, dans le bureau du dit Hôpital, en présence de MM. Jean-Joseph Mérindol et François-Xavier-Silvestre Pietermant, habitants du dit Avignon, témoins requis et signés par les parties à l'original.

Signé : (*Illisible*).

Collationné :

CARTHELANY, notaire.

XXI

*Transaction entre les Bastidans et Pradiers et le Grand
Hôpital de Sainte-Marthe d'Avignon, autorisée par ordonnance de Monseigneur le Vice-Légat du 26 septembre 1776.*

(25 Mai 1776)

L'an mil sept cent soixante-seize et le vingt-cinquième jour
du mois de mai après midi,

Par devant nous Pierre-Joseph Cairanne et Joseph-Simon-
Michel Gollier, notaires apostoliques et royaux de cette ville
d'Avignon, soussignés, et en présence des témoins à la fin
nommés,

Furent présents :

D'une part : noble Gabriel Viau, docteur agrégé, ex-primicier de l'Université ; haut et puissant seigneur Jean-Baptiste-
Ignace-Isidore comte de Forbin, chevalier, seigneur des Issarts
et de Saint-Roman ; M. Pierre Désandré, bourgeois, recteur
ancien et moderne du Grand Hôpital Sainte-Marthe, *alias*
messire Bernard de Rascas, de cette ville d'Avignon, en
l'absence de M. Aubert, autre recteur ; et avec eux hauts et
puissants seigneurs, Jean-Joseph-Félix-Xavier-Henri de Cam-
telme des Rolland, chevalier, marquis de Milhanette, brigadier
des armées du Roi, chevalier de l'ordre de St-Louis ; Antoine-
Augustin de Monéry, chevalier, lieutenant pour le Roi de la
ville de Grenoble, chevalier de l'ordre Saint-Louis ; Messieurs
François-Agricol Noulle, bourgeois, et Claude Michel, intéressé
dans les affaires du Roi, ancien recteur du dit Hôpital, députés

adjoints pour le fait que ci-après, au bureau particulier d'administration, par délibération du bureau général du treize août de l'année dernière.

Et d'autre part : noble et illustre seigneur messire Joseph-Ignace d'Augier, et M. Joseph Reynard-Lespinasse, syndics de Messieurs les Bastidans, joints à eux noble et illustre seigneur messire Joseph-Alexandre-Ignace Cazes de Fresquière et M. Benoit-Fabien-Michelet de Mézières, secrétaire de l'Hôtel de Ville, députés des dits Bastidans ; messire Gaspard-Emmanuel de Pézenas de Pluvinal, et M. Simon Commin, bourgeois, syndics de Messieurs les Pradiers ; joints à eux, messire frère Louis-Gaspard de Tulle de Villefranche, chevalier, préfet de l'ordre de St-Jean de Jérusalem, commandeur de Capet, et haut et puissant seigneur Jean-Joseph-Albert de Fallot de Baupré, chevalier, seigneur de Baumont, députés des dits Pradiers, tous les susnommés demeurant au dit Avignon, agissant les dits sieurs recteurs et députés du dit Hôpital en suite et en exécution des pouvoirs donnés par la dite déliération du bureau général, tenue le treize août dernier, sous promesse de rapporter ratification des présentes, en faveur des parties après nommées, de la part du premier bureau général d'administration qui se tiendra au dit Hôpital.

Et les dits sieurs syndics et députés des Bastidans et Pradiers, agissant en suite des pouvoirs à eux respectivement donnés, par délibération de leur corps, en date du six avril dernier, reçue par le dit Me Cairanne, un de nous notaire, sous promesse de rapporter, chacun de vers soi, ratification des présentes en faveur du dit Hôpital, à toutes les réquisitions d'iceluy.

Lesquels, de leur gré, chacun en droit soi, pour et au nom de leur corps respectivement, relativement à la nouvelle dérivation que le dit Hôpital se propose de faire des eaux de la Durance par la nouvelle prise par lui acquise des ayants-cause de M. le duc et de Mme la duchesse de Crillon, par acte passé devant Me Jean-Augustin Cathelany, notaire de cette ville, le seize du mois de janvier dernier à l'effet de conduire les eaux pour fournir aux arrosages des fonds, dans le territoire de cette ville, et ont respectivement et réciproquemen t convenu et conviennent :

En premier lieu, que le dit Hôpital sera chargé de la construction de la dite prise, ponts, acqueducs et accessoires, ensemble de faire creuser le canal de la profondeur et largeur nécessaires pour la dérivation et conduite des eaux, depuis la dite prise jusqu'à l'ancien canál de la Durançole. au-dessus et au-dessous du domaine du dit des Rollands, en observant de faire la réunion des eaux dans l'ancien canal, le plus haut qu'il sera possible, et généralement que tous les ouvrages à faire pour la dite entreprise, tant en bâtisses, fouillement de terres, qu'achats de fonds pour le dit nouveau canal jusque à sa jonction avec l'ancien, seront tous faits aux dépens du dit Hôpital, et sans que les corps des Bastidans et des Pradiers y contribuent.

Plus, que le dit Hôpital sera aussi chargé, dans l'avenir et à perpétuité, de fournir, à ses dépens, aux réparations ainsi qu'à l'entretien de tous les ouvrages en bâtisse de la dite prise, ponts et acqueducs sur le nouveau canal.

Plus, et à mesure que le dit nouveau canal aura été mis dans sa perfection par le dit Hôpital, le curage d'iceluy sera fait, dans l'avenir aux dépens du dit Hôpital, pour une moitié, et à ceux des Bastidans et Pradiers et autres qui se serviront de la dite eau, pour l'autre moitié.

Plus que le dit nouveau canal sera de la largeur et profondeur convenables pour contenir le volume d'eau qu'on se propose de dériver, et à l'effet de constater la dite largeur et celle des bords de chaque côté, une fois que le tout sera mis en état, il sera dressé procès-verbal amiable par le dit Hôpital, en présence de Messieurs les Syndics des Bastidans et Pradiers ou eux dûment appelés.

Plus, et d'après l'élargissement qui vient d'être fait de l'ancien canal de la Durançole, depuis et en-dessous du canal

du dit seigneur duc de Crillon, vis-à-vis les fonds du domaine
de Saint-Antoine, appartenant aux Révérends Pères Augustins,
jusque au pont Saint-Esprit, le long du cours, entre les portes
Limbert et Saint-Lazare, par lequel élargissement le dit canal
a été mis dans son état primitif, c'est-à-dire à deux cannes de
largeur à son ouverture et une canne de bord de chaque côté,
à raison duquel élargissement l'Hôpital n'a rien payé pour le
terrain pris à l'effet de rétablir le dit canal, et les bords seront
et demeureront fixés à perpétuité dans cette largeur qui ne
pourra être restreinte, pour quelle cause que ce soit, quand
même les propriétaires des fonds aboutissants ne jouiraient
pas de la contenance indiquée par leurs titres ; et cependant les
propriétaires riverains continueront de jouir à perpétuité des
arbres plantés et à planter sur les bords, et de ce qui y croîtra,
sans que, par cette jouissance ils puissent détériorer les dits
bords, à peine des dépens, ni moins empêcher qu'on y jette à
perpétuité et en tout temps les déblais du dit canal, non plus
que le passage aux inspecteurs et ouvriers commis pour l'entretien, réparations et autres objets relatifs à la police du dit
canal, sur les bords duquel on ne pourra en aucun cas faire
des ouvertures et construire des espaciers, qu'en suite des
concessions du dit Hôpital, à qui seul compète le droit d'en
donner, demeurant permis et loisible à chacun des riverains
de faire planter bornes et limites en appelant Messieurs les
Recteurs du dit Hôpital, et Messieurs les Syndics des
Bastidans et Pradiers, pour que l'emplacement du dit canal ne
puisse pas varier. Lesquelles plantations de bornes et limites
seront faites aux dépens du dit Hôpital, pour une moitié, et
des dits Bastidans et Pradiers pour l'autre moitié ; étant au
surplus convenu que les frais du dit élargissement seront
payés moitié par le dit Hôpital et moitié entre les dits sieurs
Bastidans et Pradiers ; ensemble que les ponts, espaciers et
martellières qu'on sera nécessité de refaire en suite du dit
élargissement seront faits aux dépens de ceux à qui ils appartiennent, chacun en droit soi.

Plus, il est convenu que le dit Hôpital sera obligé d'entretenir, dans le dit nouveau canal, le volume d'eau nécessaire pour fournir aux arrosages, pour faire tourner les moulins de la Folie et de la Providence, et pour tenir de l'eau dans le canal qui traverse la ville, ces trois objets devant être servis continuellement avec le même privilège, pour être toujours ainsi exécutés dans l'avenir, à moins de cas imprévus et extraordinaires, qui ne puissent être imputés à l'Hôpital par faute ou négligence de sa part ; et néanmoins il demeurera loisible au dit Hôpital d'établir en tous temps des filioles dans le terroir, pour fournir à des nouveaux arrosages, même dans la partie du nouveau canal à faire, et avant que les eaux à dériver de la dite nouvelle prise soient versées dans l'ancien canal.

Plus, que tous ceux qui sont reçus depuis cinq ans et au delà dans les corps des dits Bastidans et Pradiers, dont la la liste certifiée sera fournie par Messieurs les Syndics respectifs d'après les registres, pourront user des eaux de la nouvelle et de l'ancienne prise, et cela journellement, sans distinction de semaine, pendant huit mois de l'année, savoir : mars, avril, mai, juin, juillet, août, septembre et octobre, en étant payé par ceux qui se serviront de la dite eau une redevance ou rente annuelle de vingt-deux sols roi pour chaque éminée de terres en prés, luzernes ou jardinages qu'ils arroseront chaque année, et ceux qui ne sont admis en cote que depuis cinq ans à compter du présent jour, et qui y seront admis dans l'avenir, useront des eaux de la même manière en payant dix sols rois de plus pour chaque éminée, et tant les uns que les autres satisferont temps par temps à la dite rente ou redevance annuellement dans le courant du mois d'août, sans délai ni retardement, passé lequel terme ils y seront contraints, comme pour les deniers du Prince, sans que nuls puissent être reçus à opposition pour se refuser ou retarder le paiement de la dite redevance, laquelle ne sera due qu'à raison des eaux de la dite nouvelle prise et en temps qu'on arrosera, de façon que ceux qui ne pourront en user pour arroser leur fonds seront entièrement déchargés du paiement d'icelle ; bien entendu que, moyennant les dites redevances, ce qui sera mené en jardinage pourra être arrosé dans tout le courant de l'année, sans abus, en tant que tels jardins n'excédera pas la contenance de deux saumées, et en tant que la dite eau, dans tous les emplois ci-dessus et ci-après, ne sera destinée qu'aux arrosages des fonds, sans qu'on puisse, dans aucun temps, la destiner à aucun ouvrage d'agrément et de clôture.

Plus, il est convenu qu'il sera libre et permis à chaque concessionnaire de varier annuellement sur le plus ou le moins de contenance à arroser, et il leur sera également loisible d'arroser dans les saisons leurs blés et légumes, en payant dix sols roi pour chaque éminée de terrain semée en blé ou légumes, soit qu'ils l'arrosent une ou plusieurs fois, laquelle redevance sera outre et par dessus celles fixées en l'article précédent, et payable ainsi et comme il est exprimé au dit article, sous et avec le même privilège.

Plus, il est convenu que nul de ceux qui ne sont pas actuellement en cote, nonobstant qu'il offrît le paiement des redevances ci-devant déterminées, pourra dériver les eaux pour arroser ses fonds, qu'il n'en ait préalablement obtenu permission et de suite concession du dit Hôpital, sous les clauses et conditions, droits d'entrée et réserve de la directité sur l'espacier; de même ceux qui désireront avoir d'autres espaciers que ceux dont ils jouissent seront obligés d'en obtenir la permission et concession, sous les clauses et conditions, droit d'entrée, et réserve de la directité sur le nouvel espacier, sans néamoins comprendre dans l'exécution de cet article ceux qui, par l'élargissement du canal, ou à l'avenir par l'établissement des filioles, ne pourront pas se servir de leurs anciens espaciers pour arroser leurs fonds, auxquels il sera libre, dans les deux cas, de construire de plein droit des nouveaux espaciers pour en jouir aux mêmes titres que des anciens ; seront aussi soumis à rapporter pareille concession, sous les mêmes droits d'entrée et réserve de la directité, ceux qui, quoique placés dans la cote, dérivent les eaux par l'espacier d'autrui, avec la différence néanmoins que le dit droit d'entrée à l'égard de ceux qui sont en cote depuis cinq ans et au delà ne pourra être porté qu'à vingt-quatre livres pour chacun d'eux, et à l'égard de ceux qui ne sont en cote que depuis moins de cinq ans, le dit droit d'entrée sera fixé à l'arbitre du dit Hôpital ; bien entendu que, par le présent article, il ne sera attribué aucun droit au dit Hôpital sur le dit espacier d'autrui, sans qu'il puisse en disposer, ni moins imposer aucune servitude ni directe sur les espaciers d'autrui ; ces préalables remplis, les nouveaux usagers de l'eau seront obligés de se retirer devant les syndics de leur corps, Bastidans ou Pradiers, pour être mis en cote, les dits sieurs syndics ou députés se réservant de rendre les nouveaux concessionnaires contribuables aux impositions. ou autres droits, qui seront déterminés par les corps respectifs.

Plus, il demeurera réservé au dit Hôpital, ainsi que les dits sieurs recteurs se réservent, de se retirer devant le conseil de ville, pour que personne puisse user des eaux perdues qui découlent dans les fossés publics, une fois que ceux qui serviront d'écoulement aux arrosage seront formés, et qu'en attendant tous ceux qui useront des eaux perdues soient soumis à payer les mêmes redevances que celles fixées aux articles précédents, sous et avec la même obligation que celle déterminée en l'article précédent.

Plus, il est convenu que ceux qui ont des espaciers sur l'ancien canal de la Durançole, dans la partie où les eaux de la nouvelle prise découleront, continueront d'en jouir dans l'état et la largeur actuelle, en observant de les ténir fermés lorsqu'ils ne dériveront pas les eaux pour leurs arrosages.

Plus, il est convenu que chaque concessionnaire sera obligé de faire sa déclaration, dans le mois de mars de chaque année, au bureau de l'Hôpital, ou au préposé d'icelui, de la quantité et contenance des fonds et prés et luzernes qu'il voudra arroser dans les huit mois suivants, laquelle déclaration sera

reçue gratuitement, et à l'égard des fonds cultivés en jardinages, semés en blés ou en légumes, la déclaration pourra en
être faite en tout temps, pourvu qu'elle précède le jour dont
on voudra user des eaux, demeurant néanmoins permis à
l'Hôpital de faire procéder à l'arpentement de chaque fonds,
par un géomètre juré, le rapport servira de règle pour la
fixation de la contenance, lequel arpenteur sera payé par le dit
Hôpital si la contenance n'excède pas celle déclarée par
l'usager des eaux; si la contenance est plus forte, pour lesquels
frais il sera contraint ainsi et de même pour les redevances
ci-devant fixées.

Plus, il est convenu que ceux des anciens concessionnaires
qui, avant les dits élargissements, avaient des écluses établies
sur l'ancien canal de la Durançole, continueront d'en jouir sans
abus, si elles leur sont nécessaires à la dérivation des eaux
pour leurs arrosages, en observant néanmoins de n'en user que
pendant le temps de leurs arrosages.

Plus, que l'ancienne prise au-dessus de la Chartreuse de
Bonpas sera entretenue à l'avenir aux frais et dépens des
contribuables, ainsi et aux termes des anciennes transactions,
auxquelles il ne sera point dérogé par les présentes. Et partant
les anciens concessionnaires qui ne jouiront pas des eaux à
dériver de la nouvelle prise ne seront point soumis et obligés
à l'exécution de ces conventions, à moins qu'ils n'y accèdent
de gré à gré, et par contre ne pourront user des eaux qui seront
dérivées de l'ancienne prise que dans les semaines assignées
aux Bastidans et Pradiers, conformément aux transactions
anciennes.

Plus, que le dit canal de la Durançole, tant dans la partie
supérieure qu'inférieure à celui de la nouvelle prise, continuera
d'être purgé à l'avenir aux frais et dépens de ceux qui y contribuent, ainsi et aux termes des transactions passées entre les
Pères Chartreux de Bonpas, le dit Hôpital, les dits Bastidans
et Pradiers.

Plus, que tous les articles dont à ce traité seront correspectifs et dépendants l'un de l'autre, sans pouvoir les diviser ni séparer,

Plus, il est convenu que les parties, tant conjoinctement que séparément, se retireront devant qui de droit, pour l'imposition et fixation de l'amende à imposer à ceux qui ouvriront, fermeront ou autrement toucheront aux espaciers d'autrui, parce que cette entreprise est trop grave et entraîne trop de préjudices, pour ne pas soumettre les contrevenants à une peine proportionnée, outre les dommages et intérêts qu'ils pourraient occasionner, dont ils doivent être responsables ensemble, contre ceux qui, après avoir arrosé leurs fonds, laisseront leurs espaciers ouverts et occasionneront la perte des eaux, d'où il résulte les plus grands préjudices pour la Ville, le dit Hôpital et les autres concessionnaires, afin que tels soient tenus des dommages qu'ils procureront, consentant au surplus les dites parties, chacune en droit soi, au nom qu'elle agit, à l'homologation des présentes pour en assurer toujours mieux l'exécution.

Plus, et attendu qu'aux termes des délibérations des dits Bastidans, MM. de Châteaubrun, Monery et Ralcour, tant à leur nom qu'à celui de tous autres ayant les mêmes droits, se sont réservés le droit d'arroser chaque semaine, pendant toute l'année, en vertu de leur transaction avec les Pères Chartreux et autres titres, et que successivement Messieurs de Mézières, Reynard Lespinasse, tant à leur nom qu'à celui de M. Teyssier, duquel ils avaient charge expresse, ont déclaré que, par leur assistance à l'assemblée des dits Bastidans, ils ne prétendaient porter aucun préjudice aux concessions qui leur ont été accordées, tant par le Conseil municipal que par Messieurs les Recteurs du dit Hôpital, se réservant très expressément la faculté et les droits qui leur compètent en vertu des dites concessions, les dits sieurs syndics et députés des Bastidans ont ici même, en vertu de leur pouvoir, renouvelé les dites protestations faites par les dits sieurs de Châteaubrun, Monery et Ralcour, et par les dits sieurs de Mézières, Reynard et

Teyssier, ce qu'entendu par les dits sieurs recteurs et députés du dit Hôpital, ils ont réservé à icelui les droits et actions à lui compétants contre les dites réserves, retorquant, en tant que besoin serait. toutes protestations contre les dites réserves, afin que tant les dits sieurs de Châteaubrun, Monéry, Ralcour, les dits sieurs de Mézières, Reynard et Teyssier, que le dit Hôpital, soient et demeurent respectivement en entier pour l'exécution de leurs droits et exceptions, en vertu des titres qu'ils rapportent respectivement.

Plus, et enfin, attendu que le dit Hôpital, au moyen des eaux découlant dans le canal du seigneur duc de Crillon, dont il s'est procuré la dérivation dans l'ancien canal de la Durançole, au-dessus du domaine des Pères Augustins, lesquelles eaux, les dits recteurs et députés du dit Hôpital promettent d'entretenir journellement dans le dit canal, et en même volume, quand tous les ouvrages relatifs au dit élargissement seront parachevés, pendant les mois ci-devant fixés pour les arrosages, ce qui emporte jusques et inclus le mois d'octobre prochain.

A ces causes, les dits sieurs syndics et députés des Bastidans et Pradiers, en vertu des pouvoirs dont aux dites délibérations, portant faculté de faire, pour cette année, tels arrangements qu'il sera par eux jugé nécessaire, ont soumis et soumettent par cet acte les usagers des eaux de la Durance, découlant dans le dit ancien canal, depuis la chute de celui du seigneur duc de Crillon jusqu'à la ville, soit qu'ils la dérivent directement du dit ancien canal, ou intermédiairement, de l'espacier d'autrui, ou autrement, comme que ce soit, mêmes quand elles sont reconnues eaux perdues, à payer pour cette année au dit Hôpital les mêmes redevances que celles fixées par les conventions ci-dessus, à la charge par les usagers de faire leur déclaration, ainsi et comme il est ci-devant exprimé. Lequel arrangement n'aura lieu que pour cette année tant seulement, sans qu'ils puissent tirer conséquence pour l'avenir, ni pour les autres années successives, les dits syndics et députés des Bastidans et Pradiers, passé le terme de cette année, n'entendant soumettre les usagers à l'exécution des conventions dont en cet acte, qu'à raison de la nouvelle prise tant seulement.

Les parties ci-dessus ont promis d'observer les présentes et de n'y contrevenir en ce qui concerne chacune d'icelles, à peine de tous dommages et intérêts, pour l'exécution desquelles les dits recteurs et députés du dit Hôpital ont soumis les biens, rentes et revenus, présents et à venir, d'icelui ; et les dits sieurs syndics et députés des dits sieurs Bastidans et Pradiers, les biens, rentes et revenus présents et à venir des usagers des eaux, sans que les usagers puissent être tenus solidairement l'un pour l'autre, ni les corps des Bastidans et Pradiers, tenus pour les dits usagers, et c'est respectivement à toutes causes requises, en leur meilleure forme et de la dite Chambre apostolique.

Dont acte.

Fait et passé à Avignon dans le bureau de l'Hôpital.

En présence de Messieurs Jean-Joseph Mérindol et François-Joseph Gluais, demeurant à Avignon, témoins requis et signés avec les parties.

Signés : Viau, recteur ; Forbin des Issarts, recteur ; Désandré aîné, recteur ; des Rollands Noulle, député ; C. Michel, député ; le chevalier de Villefranche, député ; Beaupré, député ; Reynard-Lespinasse, syndic ; d'Augier, syndic ; Pluvinal, syndic ; Commin, syndic ; Fresquière, député ; Mézières, député ; Monéry, Mérindol, Gluais ; Cairanne, Gollier, ces deux derniers notaires.

> (L'an mil huit cent cinquante-un, le cinq mai, collation des présentes a été faite par Mᵉ Balmelle, notaire à Avignon soussigné, sur la minute du dit acte de transaction, étant en la possession du dit Mᵉ Balmelle comme successeur médiat de Mᵉ Gollier, notaire, aux moyens de diverses mutations.)

XXII

Extrait des registres de la Secrétairerie d'Etat
de cette Légation d'Avignon

(26 Septembre 1776)

L'an mil sept cent soixante seize, et le vingt-sixième jour du
mois de septembre, Monseigneur l'Illustrissime et Excellentis-
sime Charles-Vincent de Giovio, archevêque, pro-vice-légat,
et gouverneur général de cette ville d'Avignon, et de tout le
Comté Venaissin, et surintendant général des armes de Sa
Sainteté en cet Etat ; sur les représentations de Messieurs les
Recteurs et Députés du Grand Hôpital Sainte-Marthe de cette
ville et de Messieurs les Syndics et Députés des corps des
Bastidans et Pradiers, qui ont exposé à Son Excellence, qu'en
suite des pouvoirs à eux donnés par leurs corps respectifs, ils
auraient passé une transaction par devant maîtres Cairanne et
Gollier, notaires de cette dite ville, le vingt-cinquième mai dernier, pour obvier à divers abus qui se sont introduits relativement aux eaux de la Durançole, suppliant Son Excellence de
vouloir bien approuver et autoriser cette transaction, et rendre
une ordonnance pour remédier aux dits abus.

A ces causes, Son Excellence s'étant fait représenter la
susdite transaction, elle l'a approuvée et autorisée de point en
point selon ses formes et teneur, et après avoir ouï sur ce
M. le V. avocat et V. procureur général de N. S. P. le Pape
en cette légation, a ordonné et ordonne ce qui suit :

Premièrement, que nulle personne, de quel grade, qualité et
condition soit, ne pourra, sous aucun prétexte, arroser des eaux
de la Durançole, même de celles qu'on appelle *eaux perdues,*

si elle n'a titre ou concession valable pour arroser, à peine de quarante livres d'amende pour chaque contravention, encourable *ipso facto*, et applicable un tiers au fisc, un tiers au dit Hôpital Sainte-Marthe, et l'autre tiers au dénonciateur.

Plus, que les redevances annuelles auxquelles les personnes qui ont pouvoir d'arroser des dites eaux sont soumises, seront exactement payées au dit Hôpital à leur échéance par ceux qui exploiteront les fonds, et en cas de retardement de leur part, ils y seront contraints *more fiscalium debitorum*, nonobstant toute opposition et autres choses faisant au contraire, et sans y préjudicier.

Plus, que les dites eaux ne pourront être employées, même en payant les dites redevances, à autre usage que pour arroser les prés, luzernes ou jardinages et les terrains semés en bleds ou légumes, et si quelqu'un des usagers légitimes les emploi à d'autres objets, il sera obligé de payer, sans diminution des redevances fixées pour tel autre emploi, la même redevance que celle fixée pour les terrains semés en bleds ou légumes, en la même forme que dessus.

Plus, que ceux qui ouvriront, fermeront ou autrement toucheront aux espaciers d'autrui seront contraints de payer une amende de soixante livres, encourable *ipso facto*, et applicable comme dessus, outre les dommages qu'ils auront occasionnés.

Plus, que ceux qui seront trouvés arroser des eaux provenant de l'espacier d'autrui sans avoir le droit de s'en servir, seront contraints à l'amende de quarante livres, encourable et applicable comme ci-devant.

Plus, que, dans le cas où quelque espacier sera laissé ouvert après avoir arrosé, il sera permis au dit Hôpital de le faire fermer sans appeler le propriétaire du dit espacier, et quand il sera prouvé légalement, ou par deux témoins, qui est celui qui aura laissé l'espacier ouvert, il sera contraint à une amende de trois livres pour chaque fois, encourable et applicable comme dessus.

Plus, que tous les ponts établis ou à établir sur le dit canal, auront au moins douze pans d'ouverture, y compris un mur en pierre de taille, dite bujet, au milieu, pour soutenir le pont, et que ceux des dits ponts actuellement établis dans une moindre largeur seront détruits et construits de nouveau en la largeur ci-devant désignée, aux frais de ceux à qui les dits ponts appartiendront, sans que personne, pour le présent ni à l'avenir, puisse s'en dispenser, pour quelle cause que ce soit, même de possession ancienne, à quoi il sera contraint sur la simple intimation qui lui en sera faite en vertu de la présente ordonnance.

Et enfin que les présentes seront lues, publiées et affichées par tous les lieux et carrefours de cette ville pour ce accoutumés, voulant que telle publication et affixion servent de personnelle intimation, nonosbtant tout ce qui pourrait faire au contraire y dérogeant et décernant.

† C V., archevêque d'Avignon, pro-vice-légat.

Vu : Bruneau V., avocat et V., procureur général, ainsi à l'original.

Collationné, Vigne, pro-secrétaire et pro-archiviste.

XXIII

Accords faits entre le Grand Hôpital Sainte-Marthe d'Avignon et noble Joseph-François-Agricol Islan, concernant le nouveau canal d'arrosage.

(3o Juin 1787)

L'an mil sept cent quatre-vingt-sept et le trentième jour du mois de juin, par devant nous Jacques Gaudibert, notaire apostolique et royal héréditaire en cette ville d'Avignon soussigné, et en présence des témoins après nommés, ont été présents d'une part haut et puissant seigneur Mre Antoine-Augustin de Monery, chevalier lieutenant pour le Roy de la ville de Grenoble, chevalier de l'ordre royal et militaire de St-Louis ; Mre Esprit-Charles Bouruer, marchand ; noble Guillaume-Dominique Palun, docteur ez droit, agrégé en latine Université, et Mre Philippe-Paul Albert, marchand, négociant, directeur ancien et moderne du Grand Hôpital Ste-Marthe, alias Mre Bernard de Rascas de cette ville, assisté, au désir du Bureau général de la dite œuvre tenu le vingt-huit janvier dernier, de Mre Claude-Michel, secrétaire du Roy, maison et couronne de France, et François-Agricol Poulle, docteur ez droit, agrégé, ex-primicier en la dite alme Université, consulteur du saint Office et citoyen du dit Avignon, députés par la dite assemblée générale ;

Et d'autre part, noble Joseph François-Agricol Islan, docteur ez droit, citoyen de cette même ville ;

Lesquelles parties, ayant fait procéder à l'arpentage et à l'estime de tout le terrain pris dans les diverses propriétés dépendantes du tènement de la grange du dit sieur Islan appelée la Grande Castelette et respectivement employés à former l'ouverture et les bords du nouveau canal d'arrosage que le dit Hôpital vient de faire construire, ainsi qu'à l'élargissement du fossé qui divise une terre du dit sieur Islan d'avec celle appelée la Lebrière, appartenant au dit Hôpital, dont le projet, en élargissant le dit fossé, est d'en faire une filiole ou branche du dit canal, à l'effet de propager des arrosages et augmenter ses revenus ; et considérant que la construction de ce nouveau canal, dont la jonction à celui de l'ancienne Durançole se fait à l'extrémité des terres du dit sieur Islan, a non seulement dégradé à celui-ci plusieurs de ses propriétés, mais encore qu'il l'a privé de l'exercice du droit qu'il avait auparavant, de dériver avec facilité les eaux de l'ancienne Durançole et de les porter abondamment dans toutes les terres du tènement de sa grange, elles ont cru devoir prendre de nouveaux moyens pour lui procurer d'ailleurs le même avantage dont les autheurs et lui avaient successivement joui en qualité d'anciens cessionnaires des eaux de la dite Durançole ; à l'effet de quoi, de leur gré, savoir les dits sieurs Directeurs, au nom du dit Hôpital, et pour leurs successeurs aux dites charges, et le dit sieur Islan, pour lui et les siens hoirs et successeurs quelconques, sous mutuelle et réciproque stipulation et acceptation, ont convenu et accordé, conviennent et accordent par tout meilleur moyen :

Premièrement, que le dit Hôpital sera tenu de faire construire incessamment, à ses frais, et d'entreteni à perpétuité un pont en graze à l'endroit qui sera le plus convenable au dit sieur Islan pour communiquer avec charrette dans la partie de sa terre limitrophe de celles des Pères de l'Oratoire, dans laquelle il n'est plus absolument possible d'arriver que par le moyen d'un pont, vu qu'une partie est séparée de l'autre par le nouveau canal qui la traverse.

Plus, qu'au lieu et place de l'aqueduc que l'Hôpital aurait été obligé de faire construire sur son nouveau canal pour porter dans les terres du dit sieur Islan les eaux que lui fournissait l'espacier qu'il avait sur l'ancien, du côté du bâtiment de sa grange, le dit Hôpital sera tenu de faire construire et d'entretenir à ses frais, à perpétuité, une surverse qui élève et porte les eaux à la hauteur nécessaire et convenable pour arroser la terre que le dit sieur Islan possède au nord du chemin de Noves et qui est longée par le dit nouveau canal, sur les bords duquel, ainsi que sur ceux de l'ancien qui se réunissent à l'endroit ci-devant cité, il sera permis au dit sieur Islan de faire construire, à ses frais, aux endroits qui seront les plus convenables, avec charge d'entretien de sa part à perpétuité, tous les espaciers qui lui seront nécessaires pour arroser les terres, vignes, prés et jardins du tènement de sa grange de la Castelette, sans pouvoir néanmoins donner aux dits espaciers qu'une ouverture de douze poulies, en demeurant toujours soumis et obligé envers le dit Hôpital à la redevance annuelle établie et imposée sur chaque éminée des terres et propriétés qu'il arrosera, ainsi qu'à l'entretien et parfait accomplissement de tout ce qui est porté et prescrit par la transaction en date du vingt-cinq mai mil sept cent soixante et seize passée devant Mes Cairanne et Gollier, notaires de cette ville entre le dit Hôpital et le corps des Bastidans et Pradiers, de laquelle le dit sieur Islan assure avoir une connaissance parfaite, tant par la communication qu'il en a prise à loisir avant ces présentes que par la lecture que nous lui en avons tout présentement faite sur un extrait dûement signé, consentant même que les dispositions du dit acte de transaction soient tenues pour dûement répétés et suffisament exprimées aux présentes comme si elles y étaient insérées mot à mot.

Plus, que le dit sieur Islan, abandonnera et transportera, ainsi qu'il abandonne et transporte purement et simplement, avec l'éviction et garantie de fait et de droit la plus formelle, **au dit Hôpital,** sous la précédente stipulation et acceptation

des sieurs Recteurs, le pont transversal du chemin de Noves
que Révérende personne majeure Joseph-François Islan
son oncle, prêtre et chanoine du Chapitre St-Agricol de cette
ville, dont il est héritier universel et testamentaire, fit construire
en vertu de la conçession qui lui en fut donnée par MM. les
Consuls et Communauté de cette ville, envers laquelle le dit
Hôpital sera dorénavant soumis au support du cens annuel et
perpétuel d'un don et à toutes les autres obligations et conditions
imposées par le dit acte de concession, en date du vingt-cinq
août mil sept cent soixante-six, passé devant M^ro Demezières,
secrétaire, dont les dits sieurs Recteurs déclarent être parfaite-
ment instruits par la lecture qu'ils en ont faite sur un extrait
du dit acte à eux remis et délivré par le dit sieur Islan ; et
qu'en considération du susdit abandon et de celui que le dit
sieur Islan a fait au dit Hôpital du canal d'arrosage par lequel
il tirait et introduisait dans sa grande terre les eaux de la
Durançole, le dit Hôpital sera tenu de faire construire, à ses
dépens, et d'entretenir à perpétuité une autre surverse au coin
de la vigne où le dit Hôpital se propose d'établir une filiole en
se servant, pour remplir son objet, de l'ancien fossé d'arrosage
qui sépare la dite grande terre du dit sieur Islan d'avec cellles
du tènement de la Saignone, au midi du dit chemin de Noves.
Et pour le plus facile arrosage des terres du dit sieur Islan, il
lui sera permis de faire construire à ses frais et d'entretenir à
perpétuité, aux précédentes charges, clauses et conditions,
aux endroits les plus convenables, les espaciers qui lui seront
nécessaires sur les bords de la dite filiole et de celles que le
dit Hôpital pourrait établir dans la suite, longeant d'autres
parties des terres du tènement de la grange du dit sieur Islan,
lequel ne sera soumis à aucun droit d'entrée ni de reconnaissance féodale envers le dit Hôpital en raison de tous les
susdits espaciers, vu que la concession lui en est attribué
en compensation de ceux qu'il avait avant la construction
du dit nouveau canal, et qui lui fournissait abondamment
le volume d'eau nécesssaire pour arroser généralement

toutes les terres et propriétés qui forment le tènement de sa grange.

Plus, qu'indépendamment des deux surverses dont il a été déjà parlé, il sera permis au dit sieur Islan d'en faire construire une autre et même plusieurs autres, si elles deviennent absolument nécessaires pour porter les eaux à une hauteur convenable, à l'effet d'arroser avec facilité les terres du tènement de sa grange, lesquelles nouvelles surverses ne pourront néanmoins être établies que dans les parties de l'ancien ou du nouveau canal qui parcouriront les terres dépendantes du tènement de la grange du dit sieur Islan, lequel sera indispensablement tenu, comme il le promet d'observer, que les grazes qui établiront et formeront les dites surverses soient posées uniment et horizontalement et qu'elles occupent toute la largeur du lit au plafond dudit canal de manière qu'il n'y ait aucun vuide quelconque.

L'entretien des dites surverses sera aux frais du dit sieur Islan, lequel, sous toutes les clauses translatives de dévestition, investition, subrogation et autres requises et nécessaires en la meilleure forme, a vendu et transporte, ainsi qu'il vend, transporte et désempare purement et simplement au dit Hôpital, sous la précédente stipulation et acceptation des dits sieurs Recteurs, à savoir la quantité de neuf éminées, douze cosses et un quart de ses terres et propriétés, dont neuf éminées forment l'ouverture et les bords du dit nouveau canal d'arrosage construit par le dit Hôpital, et les douze cosses et un quart restantes forment l'élargissement du fossé ou filiole qui sépare une des terres d'avec celle appelée la Lebrière, appartenant au dit Hôpital, ainsi qu'il conste par le rapport d'arpentage, en date du vingt-huit de ce mois, reçu par nous dit notaire, et fait par François Blanc, arpenteur juré de cette ville, auquel les parties se relatent pour les détails, non compris dans le présent transport les bords du dit fossé ou filiole du côté de la terre du dit sieur Islan, lesquels lui demeureront expressément réservés en pleine propriété, qu'ils n'ont pas été compris dans l'arpentage des terrains par lui vendus au dit

Hôpital, et de tout ce dessus vendu il lui désampare les
entrées, issues, passages, franchises, appartenances et dépendances généralement quelconques, sans rien réserver ni retenir, si ce n'est le droit et jouissance de planter à son profit et
du côté de ses propriétés des arbres sur les bords du dit
nouveau canal et de couper l'herbe qui croîtra sur iceux, sans
pouvoir néanmoins, le dit sieur Islan ni les siens, empêcher
directement ni indirectement le libre passage sur les dits bords
pour purger et curer le dit canal, le visiter, y jeter les déblais
ou curuns qui proviendront du repurgement, et généralement
faire tout ce qui sera nécessaire et relatif à la police et l'entretien du dit canal et autrement, comme est porté quant à ce
par la transaction du vingt-cinq may mil sept cent soixante et
seize ci-devant citée, laquelle réserve ainsi faite par le dit sieur
Islan, et acceptée par les dits sieurs Recteurs, est en considération de l'abandon que le sieur Islan a consenti, en faveur du
dit Hôpital, du quint en sus qu'il était en droit d'exiger du prix
des susdits terrains vendus pour, par le dit Hôpital et ses
ayants droit, en jouir et les posséder dès aujourd'hui et pour
l'avenir en pleine propriété en pur et men allodo, d'autant que
les susdits objets vendus lui sont garantis francs et allodiaux
par le dit sieur Islan, lequel consent le présent transport
moyennant le prix et à raison de trois cents livres Roy l'éminée,
suivant l'estime qui en a été faite, au requis et au gré des
parties, par Pierre Cluchier et Pierre Ferrier, ménagers de
cette ville, experts respectivement nommés, sur lequel pied le
prix total des objets vendus s'élève à la somme universelle de
deux mille huit cent quatre-vingt trois livres quinze sous, à
laquelle ajoutant cinq cent quarante livres quatorze sous pour
un lods et demi sans grâce, ainsi réglé et abonné d'un commun
accord par les parties pour le prix et en raison de l'allodialité
qui n'a pas été portée en considération, il résulte que ces deux
objets réunis produisent un total de trois mille quatre cent
vingt-quatre livres neuf sous monnoie de France, que le dit
Hôpital et pour lui MM. les Recteurs qui seront pour lors

pourront garder en mains tout ce que bon leur semblera en nature de capital, au denier à part les dits experts dans leur évaluation, ce qui produira une pension annuelle et perpétuelle, toutefois rachetable, de cent soixante et onze livres quatre sous cinq deniers, qui sera payable et portable au dit sieur Islan, au siens et ayants droit, exempte de tout dixième, ving-tième et autres retenues quelconques, en cette ville d'Avignon et partout ailleurs dans le Comtat Venaissin où ils pourront résider dans la suite, sans qu'il soit absolument besoin d'aucune intimation de changement de domicile, dont la première paye leur sera faite le trente juin de l'année prochaine, et sera ensuite ainsi continuée sans interruption à semblable jour annuellement et à perpétuité, jusques à l'extinction de la dite pension, qui ne sera jamais sujette à division ni prescrip-tion entre les ayants droit du dit Hôpital, qui seront au contraire solidairement soumis au payement de la dite pension qu'ils seront tenus de renover et reconnaître de neuf en neuf ans et de fournir huit jours après extrait en due forme, dans leur maison d'habitation, de la dite rénovation au dit sieur Islan ou aux siens, vis-à-vis desquels ils pourront s'en racheter en leur payant et remboursant en une seule fois et en espèces de cours pareille somme de trois mille quatre cent vingt-quatre livres neuf sous dite monnaie de France, avec tous et chacuns les arrérages et prorata de la dite pension qui seront légitime-ment courues et dues lors du dit remboursement qui sera précédé d'un avertissement de deux mois pendant lesquels l'intérêt continuera de courir.

Ayant été expressément convenu et accordé qu'au cas que la totalité du terrain ci-dessus vendue par le dit sieur Islan ne soit pas allodiale, le dit Hôpital séra tenu de payer reconnais-sance emphitéotique de la partie servile en faveur du seigneur direct dont elle relèvera, de supporter, du jour que cette directe sera reconnue et justifiée, le cens qui y sera imposé, et de payer le lods qui sera dû en vertu des présentes, par lesquelles les parties, pour prévenir toute contestation entre elles relativement à la liquidation du *quanti minoris* que l'Hôpital serait en droit de prétendre en raison de cet événement, conviennnent que le dit sieur Islan lui payera un lods et demi sans grâce de la partie du terrain qui sera reconnue servile, sur le pied de trois cents livres l'éminée, ainsi qu'il vient de l'exiger lui-même du dit Hôpital.

Plus, qu'indépendamment du prix ci-devant réglé, le dit Hôpital indemnisera le dit sieur Island du blé qu'il aura recueilli dans les parties de terrain par lui ci-dessus vendues qui étaient semées en blé lors de la construction du dit nouveau canal, suivant la liquidation qui en sera faite eu égard à la récolte générale des terres du tènement de sa grange, proportionnément au terrain vendu et occupé par le dit canal et ses bords.

Plus, qu'au cas que dans la suite des temps le dit nouveau canal vienne à être détruit et abandonné, le dit sieur Islan, à son défaut les siens, rentreront de plein droit avec leurs premiers privilèges et prérogatives dans la paisible et incommutable propriété et jouissance des susdits terrains vendus, en en payant toutefois au dit !Hôpital le prix suivant la liquidation qui en sera faite alors par des experts qui seront nommés et convenus amiablement de part et d'autre ou pris d'office.

Plus, que le dit sieur Islan et les siens seront soumis à perpétuité envers le dit Hôpital, sous la précédente stipulation et acceptation des dits sieurs Recteurs, à l'éviction et garantie de fait et de droit la plus ample et la plus formelle en raison des susdits terrains, droits et appartenances vendus, qu'il promet lui faire avoir, jouir et tenir, avec donation de toute plus-value quelle qu'elle soit et puisse être pleinement et paisiblement, envers et contre tous qu'il appartiendra, sous toutes les clauses translatives de divestition, investition, subrogation par tradition de notre plume en main des dits sieurs Recteurs, comme aussi de prendre en mains tous procès et différends qui lui pourraient être créés et suscités, les poursuivre, faire décider et terminer à leurs propres frais et dépens, et généralement de faire en et hors jugement tout cè que vrais garants et évictionnaires sont tenus de faire en matière d'éviction et de garantie en la meilleure et plus ample forme.

Plus, que, sans augmentation ni diminution du susdit prix, il sera permis aux dits sieurs Recteurs de faire voir, visiter et estimer les susdits terrains vendus par tels experts que bon leur semblera, lesquels feront ensuite rapport par devant notaire sur leur état et valeur actuels, afin qu'il conste à l'avenir des améliorations qui pourront y être faites, lequel rapport, quoique fait en l'absence des parties, sera au fin bon et valable, aussi qu'elles en conviennent que si c'était à leur présence et avec toutes les formalités du droit.

Et enfin, il a été convenu que les dits sieurs Recteurs seront tenus, comme ils le promettent, de faire ratifier les présentes par le premier bureau général qui se tiendra au dit Hôpital et de fournir huit jours après au dit sieur Islan attestation en due forme de la dite ratification. Et pour l'observation de tout le contenu aux présentes, que les parties, chacune pour ce qui la concerne, sous mutuelle et réciproque stipulation et acceptation, ont promis et promettent avoir toujours à gré et n'y jamais contrevenir directement ni indirectement, à peine de tous dépens, dommages et intérêts, elles ont soumis et obligé, savoir : le dit sieur Islan, tous et chacun des biens présents et à venir généralement quelconques ; et les dits sieurs Recteurs, les biens, rentes et revenus du dit Hôpital, et encore spécialement et par exprés, sans aucune dérogation à la généralité ni au contraire les terrains ci-dessus vendus au dit Hôpital, avec les fruits, rentes et revenus en provenance, sous la clause de pruaire et simple constituée au nom du dit sieur Islan et des siens jusques à l'entier et effectif payement du dit prix en principal, intérêt et dépens, à toutes cours papale, royale et autres requises et nécessaires en leur meilleure forme et de la Révérende Chambre apostolique... Juré..., Renonce...

Dont acte.

Fait et récité au dit Avignon, dans le bureau du dit Hôpital, en présence de MM. Joseph Reynard, négociant, et François-Xavier Moricelly, ..., habitants du dit Avignon, témoins requis et signés avec les parties, députés, et nous dit notaire, à l'original.

XXIV

Commentaire sur l'origine des Sorguettes

Précis du factum que M. Gasqui, avocat, fit au sujet
de la Durensole qui passe dans la ville

(L'auteur de ce mémoire, Vincent-Xavier Gasqui, est mort à Avignon
le 12 juin 1774. On peut donc fixer la date du mémoire vers le
milieu du XVIIIe siècle.)

S'estant élevés plusieurs petits souverains sur les débris du
royaume d'Arles, dans le dixième, onziesme et douziesme
siècles, surtout sous les regnes de Rodolphe le Fainéant et
de ses successeurs, Avignon (dont, dans le onziesme siècle,
plusieurs se prétendoient seigneurs) acheta les droits de
quelques-uns, et comme la licence de ce temps sembloit autoriser l'indépendance, il commença à s'ériger en république,
s'étant soustrait de la puissance de ceux avec qui il n'avoit pu
convenir de leurs droits, et, pour donner une forme à sa
république, il s'établit des loix, l'an 1150, par le moyen de
son évêque Valfredus, qui furent appelées les loix du consulat
sous lesquelles son gouvernement politique roula jusques à
l'an 1251, auquel sa république prit fin.

Avignon, l'an 1213, voulant mettre à profit les doubles
fossés dont elle étoit, pour lors, entourée, avec une enceinte de
doubles murailles dont les débris subsistent encore dans les
maisons qui sont le long des Lices, et dont il nous reste des
vestiges par les anciennes portes qui subsistent presque toutes
encore, telles que sont la porte *Aurouse*, qui est celle près des

Pénitents de la Miséricorde; les deux portes qui sont joignants la maison de M. Gasqui, avocat, et celle de M. Roberti, appartenant à présent à M. Gluet, appelée porte *des Infirmeries* ; les deux autres qui sont près des Grands Augustins appelées le *portail Materon* ; les deux autres qui sont près les Cordeliers, appelées le *portail Peint* ; les deux autres près Notre-Dame du Salut et la Charité, appelées le *portail Magnanen* ; les deux autres près les Célestins, appelées du *Pont-rompu* ; les deux autres près de Saint-Martial appelées le *portail Boquier* ; celle qui subsiste encore à la rue de la Calade, en allant à la maison de Messieurs de Saint Charles, appelée *portail l'Evêque*, qui joignent le couvent des Dominicains et les Maisons de M. Tarlet et de Mᵐᵉ de Soissans, appelée *portail de Briançon*; celle que joint la maison de Monsieur Cros et Buisson qui en avoit un autre à l'opposite où est présentement le Puy de Sainte Madeleine, appelée porte *Aiguière* ; celle que nous appelons encore la porte *Ferruce*, et finalement la porte de *Saint-Bénézet*, autrement porte du *Pont*, ce qui fait le nombre de douze portes ; délibera de faire construire, sur ces fossés, deux moulins, un à moudre du bled, et l'autre pour préparer les étoffes, et de tirer de la Durence, par un canal qu'on ouvriroit au-dessus de Bonpas, toute l'eau qui seroit nécessaire à ces moulins.

Toutefois cette délibération fut suspendue pendant quelques années et n'eut plus son effet qu'en 1230, la ville ayant donné à nouveau bail et à titre de vente, à Pierre Ruffe et Isnard Mourre et, pour eux, à tous ceux qui voudroient participer et s'associer à l'établissement de ces moulins, pour eux et leurs successeurs, la moitié par indivis de ces moulins, dont l'un seroit à la porte Materon où est, à présent, bâtie la maison de M. Blouvac, marchand, et l'autre, à la porte Aurouse, où est, à présent, la maison et le jardin de M. Ciprian, et ce fut sous les pactes suivants :

Primo, que les acquéreurs achèteroient, à leur propre, tout le terrain qui sera nécessaire pour faire conduire le dit canal,

depuis le pont de Bonpas jusques au rocher de la porte
Aurouse.

Secondement, que le dit canal devra être de deux cannes de
largeur et, outre ce, devra y avoir, de chaque côté, une canne
de dougan pour y jetter dessus les immondices et terres qu'on
tirera de ce canal quand on le curera, ce qui fait quatre
cannes de terrain que les dits acquéreurs devront acheter
pour faire le dit canal.

Troisièmement, que les susdits Pierre Ruffe et Isnard Mourre
et tous leurs successeurs seront et resteront maîtres usus-
fruitiers des dits moulins à moudre et à préparer les étoffes et
en partageant tous les produits et revenus et émoluments avec
la communauté et en payant à la même communauté, à chaque
feste de Paques, une cense anuuelle de douze deniers, monoye
courante, pour chacun des dits moulins.

Quatrièmement, qu'il sera permis aux dits sieurs Ruffe et
Mourre de construire et faire élever des bâtiments sur le dit
canal et le long d'icellui, pourvu que tels bâtiments n'empê-
chent point le cours de l'eau et que la propriété et la jurisdic-
tion que la Ville se réserve sur le dit canal n'en reçoive
aucune atteinte.

Cinquièmement, qu'aucun particulier, s'il n'a droit et cause
des dits sieurs Mourre et Ruffe, ne puisse faire aucun bâtiment sur le dit canal, c'est-à-dire sur cette canne qui est réservée
de chaque côté du canal pour en recevoir les immondices
lorsqu'on le curera, et c'est en ne donnant aucun empêchement
au cours de l'eau.

Sixièmement, qu'aucun particulier ne puisse dériver l'eau
du dit canal soit pour fermer les vignes, soit pour arroser ses
terres, preds et jardins.

Septièmement, que ceux seulement dont les terres aboutissent au dit canal, ayant droit d'arroser, et encore tant seulement avec des ferrats, et ceux qui contreviendront au présent
règlement payeront à la ville une amende de dix livres
monoye courante pour chaque fois qu'ils auront contrevenu.

Huitièmement, que s'il se trouve, à l'avenir, quelque bâtiment construit sur le dit canal et sur son dogan, sans la permission des dits sieurs Mourre et Ruffe ou de leurs successeurs, il sera abatu aux dépens de celui qui l'aura fait bâtir, et c'est à la simple réquisition des citoyens ou de la communauté et, outre ce, tel contravenant payera les peines cy dessus établies.

Neuvièmement, il a été convenu que si, à l'avenir, et par succession de tems, la Durance venoit à s'éloigner de l'endroit où l'on tirera le dit canal, il sera permis aux dits sieurs Ruffe et Mourre, et même ils seront tenus de faire des excavations jusques au delà du pont de Bonpas et partout ailleurs où il sera convenable et nécessaire pour mettre l'eau dans le dit canal, en payant, au dire d'experts, aux maîtres et possesseurs de terres, d'où il faudra dériver l'eau de la Durance, les dommages qu'ils pourront leur causer.

Or, ces moulins furent construits aux endroits cy dessus désignés et subsistèrent longtemps, mais quoiqu'ils eussent été ruinés et démolis par la succession des tems, les mêmes fossés n'en ont pas moins subsisté et nous les voyons encore entourer l'ancienne ville, comme ils faisoient autrefois, sans que l'augmentation qu'elle reçut pendant le séjour des Papes eût altéré leur largeur ny empêché le cours de l'eau qui y passoit. Au contraire, lorsqu'on commença d'y bâtir dessus et d'y élever des maisons, la Ville ne le permit qu'en y jettant des voûtes fort larges et fort élevées pour laisser toujours le libre cours de l'eau de la Durance afin qu'elle entraînat dans son cours les immondices de la Ville. Aussi voyons-nous qu'on disposa tous les ruisseaux, tant ceux de l'ancienne que de la nouvelle ville de manière que leur pente les y conduisit de tous les endroits d'oùils pouvaient s'y rendre. Ainsi les anciens fossés de la ville, par cette nouvelle destination, ne pouvant plus servir à l'usage des moulins, servirent à en recevoir les immondices et, sans aucune intermission de temps, ont constamment servi au même usage, les entraînant dans le Rhône où aboutissent les deux extrémités de ces fossés qu'on fit servir de canal à la Durançole.

De là, il est aisé de voir que ce n'est que par l'abondance des eaux de la Durensole et par le cours continuel d'icelle qu'on peut purger la ville et y conserver la salubrité de l'air, objet qui a toujours, depuis, mérité et qui méritera, dans tous les tems à venir, l'attention de nos seigneurs les Vice-Légats et de nos magistrats ; car c'est cette même salubrité qui conserve, dans les villes, la santé de ses habitants et qui y empêche les maladies populaires, n'étant que trop ordinaire, et l'expérience le démontrait assez, que la pourriture qu'exhalent les marais, les paluds, les cavernes, les fossés qui sont dans l'enceinte des villes, les aqueducs où l'on laisse croupir les eaux, les bourbiers, les boues et autres ordures puantes qu'on laisse parmi les rues, et enfin que toutes les eaux dormantes et corrompues infectent l'air de leurs qualités malignes, vénétrales et pestillencielles, et, par conséquent, deviennent nécessairement funestes à tous ceux qui respirent cet air si on ne prend soin de le bientôt purifier et de lui oter entièrement cette sorte de malignités.

On ne peut douter que ce ne fut dans cette vue que nos pères, après la destruction de ces deux moulins, conservèrent ces fossés. S'ils les avoient auparavant conservés, par rapport aux revenus que la Ville en retiroit, ils ne furent pas moins intéressés à les conserver dans la suite, à cause de l'usage où le public et le particulier les employèrent, usage qui parut, de lors, si nécessaire et qu'on a toujours reconnu de plus en plus nécessaire pour la conservation de la santé de nos habitants, qu'on n'a jamais rien oublié pour n'en être pas privé. Aussi voyons-nous qu'on n'a épargné ny soin ny dépense pour entretenir le canal de la Durançole, tant dehors que dedans la ville, car le particulier, malgré les incommodités qu'il en ressent lorsqu'on le cure, et malgré la dépense où ce curage l'engage, y trouve de très grandes commodités, telles que sont celles de lieux, la facilité d'y jeter les immondices de sa maison et la faculté d'arroser ses jardins d'une eau qui les rend plus fertiles.

Quant à l'avantage qu'en reçoit le public, il est encore plus intéressant, puisqu'il consiste dans la conservation de la santé commune des habitants, et dans une entière netteté des rues, parce que, non seulement les pluyes entrainent les ordures qu'elles y rencontrent en les déchargeant, par les moyens des conduits dans ces fossés, mais encore parce que les habitants en balayant les rues devant leurs maisons, rapprochent des uns aux autres les balayures et autres immondices pour les décharger, par la pente des ruisseaux, dans ces mêmes fossés, ce qui fait que ceux qui ont des maisons sur le dit canal de la Durençole ne regardent point cette charge comme servitude, mais bien comme un bénéfice qu'en reçoivent leurs maisons.

Et si bien Avignon a passé, du depuis, sous l'heureuse domination du Saint Siège, les Papes toutefois, ses souverains seigneurs, ont bien voulu le recevoir à foi et hommage en lui conservant tous ses anciens droits, privilèges et prérogatives. Et, parmi ces droits, celui de rester maîtres du canal de la Durençole, tant dedans que dehors la ville, n'est pas un des moindres, surtout de ceux qu'elle a conservés, ce que nous prouve clairement la transaction passée l'an 1469 entre M. le Procureur général de Notre Saint Père le Pape et MM. les Consuls d'une part, et le seigneur de Caumont de l'autre, au sujet des contestations qui étoient sur la division des territoires, où il est expressément convenu qu'il ne sera porté aucun préjudice aux dits seigneurs consuls, citoyens et habitants de cette ville dans le droit et possession où ils sont, et ils ont été jusqu'à présent, de prendre l'eau de la rivière de Durance, au dessus du pont batti sur la dite rivière de Durance et de faire conduire la dite eau dans le canal ordinaire, selon la coutume, jusques dans la présente ville.

« *Item transegerunt quod, per hujusmodi territoriarum predictorum divisionem, nullum prejudicium generatur dominis consulibus, civibusque et incolis ejusdem civitatis, in*

jure et possessione in quibus sunt et hactenus fuerunt reci
piendi aquam fluminis Durentie citra et ultra pontem
ibidem constructum, dictamque aquam conduci faciendi per
alveum consuetum, usque ad presentem civitatem, quinimo
etiam ipsam aquam recipere et conduci facere valeant, prout
est fieri consuetum, nulla a quoquam petita seu obtenta
licentia. »

Les ordres qui ont été donnés de tous tems par MM. les
Consuls pour faire purger le même canal qui est dans la ville
et les délivrances qu'ils en ont toujours fait à l'enchère sont une
preuve convaincante que le domaine leur en appartient et
qu'ils ont toujours eu une singulière attention à le faire tenir
purgé.

Quant à la purgation du canal depuis la Durance jusques
au S. Esprit, autrement du tournail, et, depuis ce pont du
Saint-Esprit jusques aux murailles, c'est aux dépens de la
Ville.

Que si, par acte du troisième septembre 1638, reçu par
M. Balthazar Ruffi, secrétaire d'Etat, les officiers de Notre
Saint Père concédèrent aux sieurs Chabert et Parreau de
pouvoir faire dresser un tournail sur le dit canal joignant le
pont du Saint-Esprit, avec l'usage d'une partie d'icellui, depuis
ce pont jusques à l'embouchure du Rhône, pour l'utilité du dit
tournail, avec deffenses expresses de faire aucun édifice sur le
dit canal ny d'y construire aucun moulin à bled, ni de donner
aucun trouble ni empêchement à ceux qui ont droits de se
servir de l'eau de la Durensole au dessous du dit tournail.

(Orig. : Arch. des Hospices d'Avignon. Fonds de Ste-Marthe.
B. 5o1. *Titres de la Durensole et des droits de l'Hopital sur les*
arrosages. pag. 12-26.)

XXV

*Arrêté de l'Administrtion centrale du département
concernant le canal de la Durançole*

(9 floréal an VI)

Vu la pétition des citoyens Gravil, Anrès, propriétaires du
moulin de Tartay, établi sur le cours des eaux du canal de la
Durançole, au terroir d'Avignon, tendant à obtenir qu'en
exécution de l'arrêté du Directoire exécutif du 19 ventôse
an VII, il soit procédé à la visite du dit canal pour, d'après le
rapport qui sera fait à ce sujet, être ordonné aux auteurs des
écluses, bâtardeaux établis sur le cours des dites eaux, de
representer leurs titres de propriété et successivement être
ordonné la destruction des établissements de cette nature non
fondés en titre ; qu'en outre les propriétaires des espaciers
servant à l'arrosement des terres fondés en titre ne puissent
user de cette faculté qu'à jour et heures déterminés ; qu'enfin
le dit canal soit rétabli dans sa véritable largeur et repurgé
par qui de droit,

L'Administration du departement,

Considérant que les administrations departementales sont
chargées, par la loi du 12 aout 1790, chap. 6, en forme
d'instruction, de rechercher et d'indiquer les moyens de rétablir le libre cours des eaux, d'empêcher que les prairies soient
submergées par la trop grande élévation des écluses, des
moulins et par les autres ouvrages d'art établis sur les rivières,
de diriger enfin, autant qu'il sera possible, toutes les eaux de
leurs territoires vers un but d'utilité générale ;

Considérant que, d'après ces dispositions et celle de l'art. 4, section 1re, titre 1er de la loi du 6 octobre 1791, 15 et 16, titre 2 de la même loi, le Directoire exécutif a ordonné, par son arrêté du 19 ventôse an VI, art. 1er, que, dans le mois de sa publication, chaque administration départementale nommera un ou plusieurs ingénieurs et un ou plusieurs propriétaires pour procéder, dans l'étendue de son arrondissement, à la visite de toutes les rivières navigables et portables, de tous les canaux d'irrigation et de dessèchement généraux, et en dresser procès-verbal, à l'effet de constater : 1° les ponts, chaussées, digues, écluses, moulins, etc. utiles à la navigation, à l'industrie, au dessèchement ou à l'irrigation des terres ; 2° les établissements de ce genre, les bâtardeaux et autres engins et tous autres établissements nuisibles au cours des eaux ;

Considérant qu'en exécution de l'art. 3 du dit arrêté, les administrations départementales enjoindront à tous propriétaires des établisements ci-dessus de faire connaître leurs titres de propriété ; que, d'après le dépôt de ces titres, les dites administrations sont chargées, par le même arrêté, de différentes opérations intéressantes ;

Considérant qu'indépendamment des motifs impérieux sur lesquels est appuyée la réclamation des pétitionnaires, l'intérêt de l'agriculture exige qu'il soit pourvu, sans retard, au rétablissement du canal important de la Durançole, à faire cesser les usurpations commises sur son emplacement et à établir une police sévère sur l'usage de ces eaux ;

Ouï le commissaire du Directoire exécutif,

Arrête ce qui suit :

1° Il sera procédé à la visite du canal de dérivation de la Durançole situé sur le terroir de la commune d'Avignon, depuis son embouchure dans le fleuve du Rhône jusque sur les bords de la rivière de Durance ;

2° Le citoyen Bouhebent, ingénieur ordinaire du département, est chargé de cette opération, à laquelle il procèdera conjointement avec le citoyen Bassaget, ingénieur, en compagnie des citoyens Simon, Alary, propriétaires de la dite commune, le plus promptement possible et la termineront sous le délai d'une décade ;

3° Les dits commissaires constateront par procès-verbal : 1° les ponts, chaussées, digues, écluses, usines, moulins, plantations utiles à l'industrie ou à l'irrigation des terres ; 2° les établissements de ce genre, les bâtardeaux, pilotis, gords, pertuis, murs, amas de pierres, terres, fascines, réservoirs, engins permanents et tous autres empêchements nuisibles au cours des eaux ;

4° Ils vérifieront, d'après les titres qui leur seront produits, si le canal a son ancienne largeur, si on ne s'est point permis des usurpations sur son plafond ; ils vérifieront et s'assureront s'il est repurgé, en désigneront les parties envasées dont ils feront mention en leur procès-verbal ;

5° Ils prendront note des espaciers établis sur ses bords, ils indiqueront les propriétaires qui en dérivent les eaux pour l'irrigation de leurs terres, en constateront l'état et remettront à l'Administration du département le procès-verbal qu'ils dresseront à ce sujet, pour être statué par elle conformément à l'arrêté précité du Directoire exécutif.

A Avignon, en séance de l'Administration du département, le 9 floréal an VI de la République française.

Signé : BÈS, MOULIN, GARIGAN, administrateurs ;
VATON, secrétaire général en absence.

(Orig. Arch. de Vaucluse, Serie L, Arrêtés de l'Administration centrale, 19 nivôse an IV, 26 nivôse an VIII, N° 123).

XXVI

Arrêté de l'Administration centrale du département,
concernant le canal de la Durançole

(21 nivôse an VIII)

Vu le procès-verbal de visite du canal de la Durensolle dressé par les ingénieurs ordinaires de ce département, le 18 floréal an VI, en compagnie du citoyen Alary, propriétaire de cette commune d'Avignon, en exécution de l'arrêté du Directoire exécutif du 19 ventôse précédent et celui de l'Administration centrale du 9 floréal de la même année ;

Vu l'acte de transaction du 30 août 1601 passé entre les ci-devants Chartreux de Bonpas, les administrateurs de l'Hospice civil, les consuls de la dite commune et les sindics des pro-propriétaires des fermes et pradiers qui usent des eaux du dit canal, dénommés au dit acte sous les noms de Bastidans et Pradiers;

Vu la convention du 25 mai 1776, écrivant Cairanne et Gollier, notaires à Avignon, passée entre les administrateurs du dit Hospice et les sindics ci-dessus désignés ;

Vu différents règlements relatifs à la conservation et à la distribution des eaux du canal dont il s'agit publiés par les anciens gouverneurs d'Avignon et du ci-devant Comtat ;

Vu les réclamations de différents propriétaires intéressés à la jouissance de cet établissement, et finalement celle des citoyens Cousin et Pluvinal, fils des derniers sindics des dits propriétaires, à laquelle sont joints différents procès-verbaux contenant les délibérations de l'assemblée des intéressés à la conservation, tendante à ce qu'il soit avisé aux moyens de faire acquitter par les Bastidans et Pradiers les sommes empruntées pour l'entretien du dit canal et, à cet effet, autoriser les dits intéressés à se réunir en assemblées suivant l'ancien usage.

L'Administration du département,

Considérant qu'il est établi, par le procès-verbal du 18 floréal an VI sus mentionné. que, par défaut d'entretien du dit canal de la Durensole, à partir de la montagne de Montdevergues jusqu'à sa prise à la rivière de Durance, sur le territoire de la commune de Caumont est envasé dans presque toutes ses parties ; que différents particuliers se sont permis des entreprises sur l'étendue de son lit et ses bords ; que la plupart en dérivent les eaux au gré de leur caprice, en détournent le cours, les répandent sur les chemins publics et inondent les propriétés riveraines; que plusieurs particuliers se sont appropriés la partie supérieure du lit du dit canal sur le terroir de la commune de Caumont et l'ont mis en culture ;

Considérant que, par arrêté du 4 vendémiaire an VII, l'Administration centrale a ordonné des mesures pour la répression de ces entreprises et de ces abus ; que, par un nouvel arrêté du 15 frimaire dernier, elle a prononcé sur l'opposition formée à l'exécution de celui du 4 vendémiaire sus mentionné et a déclaré que, d'après les titres les plus authentiques, l'exercice de la police sur la conservation et la distribution de ses eaux est compris dans ses attributions, et que, pour concilier l'intérêt de l'agriculture et celui des usines établies sur leur cours, il serait statué sur les moyens à prendre pour remettre ce canal intéressant dans son état primitif et pourvoir à son entretien ;

Considérant que, suivant l'acte de transaction de 30 août 1601 sus mentionné, l'entretien était à la charge de la ci-devant Chartreuse de Bonpas depuis, le point situé au-dessous de la dite Chartreuse, appelé Le trou de la Calade, vis-à-vis les piles du pont anciennement construit sur la Durance, jusques aux limites des propriétés de la même Chartreuse sur le terroir d'Avignon ; qu'à partir de ces limites son entretien était à frais communs entre l'Hospice civil d'Avignon et les propriétaires des fermes et des prés usant des eaux du dit canal ; que dans la partie supérieure à la dite Chartreuse, à commencer du point sus désigné, la dépense pour son entretien et pour celui de sa prise jusqu'à la rivière de Durance était supportée par tiers entre la dite Chartreuse, le dit Hospice et les propriétaires ci-dessus désignés ;

Considérant que la convention du 25 mai 1776 confirme les dispositions précédentes ; que, suivant ce titre authentique, le dit canal avoit été rétabli dans son état primitif, à partir des bords du canal Crillon, vis-à-vis les terres du domaine des ci-devants·Augustins jusqu'au pont St-Esprit entre les portes Limbert et Saint-Lazare d'Avignon, c'est-à-dire à deux cannes de largeur ou. . . . . . . à son ouverture, et une canne de bord de chaque coté . . . . sauf la jouissance des propriétaires riverains sur les dits bords, sans qu'ils puissent sous aucun prétexte les dégrader ; que l'acte du 6 novembre 1229, consenti par les Consuls de la commune d'Avignon en faveur de Ruffo et Isnard, avoit déterminé les mêmes dimensions ; que, d'après ce titre, les propriétaires qui jouissent du droit d'arrosage ne peuvent user des eaux que dans l'espace de temps qui leur est assigné par les transactions ; que, suivant ces anciens titres et d'après les règlements faits à ce sujet par les ci-devants gouverneurs d'Avignon et notamment celui de 1728, émané de l'autorité de Delci, ci-devant vice-légat, cette jouissance avait lieu chaque semaine alternativement, à commencer du mois d'avril ;

Considérant que, par l'aliénation des biens des ci-devant Chartreux, les propriétaires actuels de ces biens se trouvant aux droits de ceux dont ils proviennent sont également soumis aux charges dont les anciens propriétaires étaient grevés; qu'en conséquence, ces nouveaux acquéreurs doivent contribuer à l'entretien du canal de la Durensolle proportionnellement à l'étendue des propriétés pour l'arrosement desquelles ils usent des eaux ;

Considérant que l'intérest de l'agriculture, celui des usines établies sur le cours des eaux du dit canal exigent une nouvelle fixation des jours auxquels les propriétaires pourront user des dites eaux pour l'irrigation ; qu'en maintenant la faculté accordée par les anciens règlements, soit aux propriétaires des terres, soit aux propriétaires des usines, d'user des eaux alternativement, pendant six jours consécutifs, il en résulte des préjudices bien reconnus, tant pour l'agriculture que pour les usines, qu'au contraire, en adoptant, pour le canal de la Durensole les mesures de police établies pour le canal de Vaucluse au terroir d'Avignon et approuvées par le ministre de l'intérieur, il en résultera le bien général à tous les intéressés à la sage distribution des eaux ;

Considérant que la conservation et l'entretien du canal de la Durensole étoit anciennement confiée à des sindics nommés par les parties intéressées ; qu'ils étoient chargés de la surveillance des réparations qu'il exigeait et de poursuivre la rentrée des cotisations nécessaires à cette nature de dépenses, sur l'autorisation des autorités compétentes ; qu'alors l'ordre régnait dans la distribution et l'usage de ses eaux et les réparations que son entretien nécessitait n'éprouvaient point d'entraves ;

Considérant que le ministre de l'intérieur, par ses instruction du 6 frimaire an VI, autorise l'Administration centrale à lever, sur les propriétaires intéressés, les contributions nécessaires pour l'entretien des canaux d'irrigation et de dessèchement, et que la loi du 4 pluviôse de la même année autorise les propriétaires intéressés à des dessèchements de marais à se réunir en asssemblée pour y délibérer sur leurs avantages communs et à nommer des sindics ou directeurs des dites sociétés qui poursuivront l'exécution des délibérations par eux prises ;

Ouï le commissaire du gouvernement,

Árrête ce qui suit :

Art. 1er. — Le canal de la Durensole, soit dans la partie située sur le territoire de la commune d'Avignon, soit dans celle
située sur le territoire de la commune de Caumont, sera
établi dans ses dimensions primitives ci-dessus désignées ;

Art. 2. — En conséquence, tous particuliers qui se sont
permis des usurpations sur l'étendue de son lit et sur les
bords seront tenus de restituer le terrain qu'ils se sont indûment appropriés ;

Art. 3. — Conformément à l'arrêté de l'Administration
centrale du 4 vendémiaire an VII, les particuliers qui se sont
emparés du lit du dit canal, dans sa partie supérieure jusqu'à
sa prise à la rivière de Durance, seront tenus de l'abandonner ;

Art. 4. — Conformément au rapport sus mentionné des
ingénieurs ordinaires de ce département, les nouvelles entreprises faites sur le cours des eaux seront réprimées. En conséquence, les bastardeaux ou tous autres obstacles à leur libre
cours seront détruits, aux frais et dépens de leurs auteurs,
après due signification à eux faite.

Art. 5. — Le curage du canal sera fait, dans toutes les
parties où besoin est, et principalement dans toutes celles
indiquées au susdit procès-verbal, et c'est dans les proportions
et dimensions qu'il avait précédemment.

Art. 6. — Conformément à l'acte de transaction du 30
aoust 1601, les frais de recurage du dit canal, depuis son
embouchure dans le fleuve du Rhône jusques aux terres des
ci-devant Chartreux de Bonpas, seront à la charge par moitié
entre l'Hôpital civil d'Avignon et les propriétaires des fermes,
prairies et jardins usant de ses eaux, depuis les terres des dits
Chartreux jusqu'au point sus désigné, situé au-dessous de la
Chartreuse de Bonpas, dit le trou de la Calade, à la charge des
acquéreurs des biens des dits Chartreux qui usent également
des dites eaux et depuis le point ci-dessus, dans la partie
supérieure du dit canal jusqu'à sa prise à la rivière de Durance,

la dépense du dit recurage sera supportée par tiers entre le
dit Hospice d'Avignon, les propriétaires des Bastidans et
Pradiers et les acquéreurs des biens des dits Chartreux de
Bonpas.

Art. 7. — Les frais d'entretien du dit canal, indépendamment du curage ordonné ci-dessus, seront supportés, à l'avenir,
ainsi qu'il est réglé par l'article précédent.

Art. 8.—En exécution de l'article ci-dessus, il sera procédé,
par experts, à la fixation de la cotisation à supporter pour le
curage dont s'agit par les acquéreurs des biens des ci-devant
Chartreux de Bonpas qui usent des eaux du dit canal.

Art. 9. — Les dits experts demeurent autorisés à fixer,
d'après le devis et détail estimatif du recurage du dit canal, la
portion en numéraire de la contribution à fournir par chaque acquéreur des biens sus désignés qui en dérivent les eaux pour
l'irrigation de leurs champs, ou à déterminer la partie du
dit canal dont le curage sera à la charge de chacun des dits
acquéreurs, et qu'ils seront tenus de faire curer à leurs frais,
dans les proportions déter minées au devis.

Art. 10. — Les dits experts procéderont à l'opération
prescrite par l'article précédent en présence des parties intéressées duement appelées, à l'effet de se trouver, si bon leur
semble, sur les lieux, au jour qu'il leur sera indiqué.

Art. 11. — Pour l'exécution des articles 9, 10 et 11 ci-
dessus, sont députés les citoyens Martin et Blanc père,
géomètres, qui demeurent chargés de dresser le procès-
verbal de leurs opérations, qui sera remis à l'Administration
centrale ; les frais de la dite commission seront répartis, au
profit des dits commissaires, entre les propriétaires des biens
des ci-devant Chartreux de Bonpas usant des eaux du dit
canal, pour leur cote portion être par eux acquittée sur l'exécutoire de l'Administration centrale.

Art. 12. — Ceux des dits acquéreurs qui n'usent pas
actuellement des eaux et qui voudront en user à l'avenir,

seront tenus de contribuer aux frais d'entretien du dit canal, ainsi qu'il a été prescrit ci-dessus.

ART. 13. — Le curage ci-dessus ordonné sera entièrement exécuté par les propriétaires et autres désignés à l'article 7, à compter de ce jour jusqu'au 30 ventôse prochain, et, à défaut par eux d'y avoir pourvu à l'époque ci-dessus déterminée, le dit curage sera exécuté à leurs frais et dépens, ainsi qu'il sera dit ci-après.

ART. 14. — Tous propriétaires ayant droit de dériver les eaux dont il s'agit pour l'irrigation de leurs terrains en useront modérément et sans abus, de manière qu'il n'en résulte aucun préjudice pour l'activité des usines établies sur leurs cours.

ART. 15. — Conformément aux anciennes transactions et à la convention du 25 mai 1776, les propriétaires qui usent des eaux dérivées de la même prise située au-dessus de la dite Chartreuse, ne pourront en user qu'aux époques et dans le temps prescrit par ces titres, et attendu que l'intérêt de l'agriculture et celui des usines établies sur le cours des eaux du dit canal exigent impérieusement que les jours d'arrosages soient plus rapprochés, les dits propriétaires intéressés à dériver les eaux pour l'irrigation de leurs propriétés en useront de trois en trois jours, pendant chaque décade ; les contrevenants seront poursuivis par voie de police correctionnelle.

ART. 16. — A défaut par les parties intéressées d'exécuter dans le délai fixé par l'article 12, la partie du curage mise à leur charge l'Administration municipale d'Avignon est chargée de la faire exécuter à leurs frais et dépens. A cet effet, elle nommera deux commissaires après l'expiration du dit délai, qui procéderont incontinent à la vérification des parties de curage restantes à faire. Ils en dresseront devis et détail estimatif qu'ils remettront à l'Administration municipale pour être par elle approuvés, s'il y a lieu, ou être procédés à un nouveau devis et état estimatifs duement approuvé, il sera procedé aux enchères au rabais et délivrance des travaux restant à faire par devant la dite Administration, après due publication d'affiches.

ART. 17. — Les travaux exécutés par l'adjudicataire seront reconnus et reçus par les commissaires nommés en vertu de l'article précédent; le montant sera acquitté par les parties intéressées au profit de l'entrepreneur et, en cas de refus, ils y seront contraints par la voie de droit.

ART. 18. — L'Administration municipale est spécialement chargée de faire connaître, par publication, le délai assigné aux propriétaires intéressés pour faire exécuter la partie du curage les concernant.

ART. 19. — Les parties intéressées à l'entretien du canal dont il s'agit sont autorisées à se réunir en assemblée pour délibérer sur leurs intérêts communs relativement à cet objet, à la charge des dits sociétaires de prévenir l'Administration municipale du canton et celle du département du jour et lieu de leur assemblée et de son objet.

Les délibérations des dits sociétaires n'auront d'exécution qu'autant qu'elles seront prises à la majorité des suffrages et homologuées par l'Administration du département.

ART. 20. — D'après cette homologation, les agents, sindics ou directeurs des dits sociétaires sont autorisés à poursuivre, en leur nom, l'exécution des délibérations, par devant tous juges et tribunaux compétents.

En conséquence, les citoyens Comin et Pluvinal demeurent chargés de convoquer les propriétaires intéressés connus sous les noms des Bastidans et Pradiers, et les sindics qui seront nommés dans l'assemblée des sociétaires, en vertu de la dite convocation, poursuivront la rentrée des cotisations pour faire face aux arréages des rentes des sommes anciennement empruntées pour l'entretien du dit canal.

ART. 21. — N'onobstant la convocation ci-dessus ordonnée et la délibération à intervenir de la part des intéressés, le curage ordonné par le présent arrêté sera exécuté ainsi et suivant le mode ci-dessus prescrit, sauf et réservé aux sindics qui seront nommés par les sociétaires d'en surveiller les travaux et d'agir de concert à cet égard, avec l'Admininistration municipale d'Avignon.

Art. 22. — Expédition du présent arrêté sera adressée à l'Administration municipale d'Avignon, aux citoyens Comin et Pluvinal et aux citoyens Martin et Blauc, géomètres, pour être par eux pourvu à son exécution, en ce qui les concerne.

A Avignon, en séance de l'Administration du département, le vingt-un nivôse an huit de la République française.

Signé : Fabrf, président ; Paulus, F. Arnaud, administratenrs ; Campan jeune, secrétaire général.

(Orig. Arch. de Vaucluse, Série L., Arrêtés de l'Administration centrale, 19 nivôse au IV. — 26 nivôse an VIII. N° 319.)

XXVII

Arrêté du Préfet de Vaucluse
relatif au curage du canal de la Durançole

(23 Avril 1807)

Le Préfet de Vaucluse,

Vu la pétition des sieurs Estratat, Gravil, Anrès et Serre, propriétaires au terroir d'Avignon, acquéreurs d'une partie des biens et domaines des ci-devant Chartreux dans le même terroir, tendant à obtenir qu'il soit procédé, en conformité des anciens titres, des usages constamment suivis jusqu'à la Révolution et de l'arrêté de l'Administration de ce département du 21 nivôse an VIII, relatif au recurage du canal de la Durançole depuis la montagne dite de Montdevergues jusques et au-dessus de la ci-devant Chartreuse de Bonpas, sans préjudice des indemnités auxquelles prétendent les propriétaires du moulin de Tartai et les possesseurs de la ferme de St-Pierre pour dommages à eux occasionnés par défaut de curage ;

Vu les actes de transaction des 30 août 1601 et 25 mai 1776, relatifs à l'entretien et repurgement du dit canal ;

Vu l'arrêté de l'Administration centrale de ce département du 21 nivôse an VIII qui, en établissant la police sur ce canal, en ordonne le repurgement et confirme, par l'article 6, la répartition des frais d'entretien entre les intéressés, savoir : la Société des Bastidans et Pradiers, l'Hôpital civil d'Avignon et les acquéreurs des domaines des ci-devant Chartreux, telle qu'elle se trouve établie par les anciens titres ;

Vu la délibération de la Commission administrative des

Hospices en date du 16 août, sur la demande des pétitionnaires ;

Vu l'avis de M. le Maire d'Avignon, transcrit à la suite de la
dite pétition ;

Vu les nouvelles observations produites par les pétitionnaires ;

Vu enfin la loi du 14 fioréal an II, concernant le curage des
rivières et canaux non navigables et flottables et l'entretien des
ouvrages d'art qui y correspondent ;

Considérant qu'en conformité de cette loi, il doit être pourvu
à ce curage de la manière prescite par les anciens règlements
et d'après les usages locaux ;

Considérant qu'il est établi que l'acte de transaction du 30
août 1601 passé entre les ci-devant Chartreux de Bonpas, les
administrateurs de l'Hôpital civil, les Consuls de la dite commune
et les Sindics des propriétaires des fermes et prairies qui usent
des eaux du dit canal dénommés au dit acte pour les noms des
Bastidans et Pradiers, que les frais de recurage et d'entretien,
depuis son embouchure dans le fleuve du Rhône jusques au
terroir des ci-devant Chartreux de Bonpas, seroient supportés
par moitié entre l'Hôpital civil d'Avignon et les propriétaires
de fermes, prairies et jardins usant de ses eaux depuis les terres
des dits Chartreux jusqu'au point sus désigné situé au-dessous
de la Chartreuse de Bonpas, dit *Le Trou de la Calade*, res-
teraient à la charge des dits Chartreux (aujourd'hui des acquéreurs de leurs propriétés se servant des dites eaux) ; et depuis
le pont ci-dessus, dans la partie supérieure du dit canal
jnsqu'à sa prise à la rivière de Durance, seraient payés par
tiers, par l Hôpital civil, les Chartreux et le corps des ci-devant
Bastidans et Pradiers ;

Considérant que ce mode de répartition est confirmé par
l'acte de transaction du 25 mai 1776, notaires Cairanne et
Gollier, par les ordonnances des ci-devant Vice-Légats et, en
dernier lieu, par l'arrêté de l'Administration centrale du 21
nivôse an VIII ;

Considérant que la nécessité du repurgement est reconnue par la Commission administrative des Hospices dont les usines sont privées des eaux que ce canal doit leur conduire ;

Considérant que les diverses entreprises faites sur ce canal, entreprises qui, d'après le rapport de la Mairie, ont principalement contribué à son encombrement, que l'état d'abandon de sa prise rendent plus qu'en toute autre circonstance la réparation du dit canal nécessaire ;

Qu'elles ne sauraient être un motif d'abandon de cette prise et donner lieu à ce qu'il soit dérogé aux dispositions et règles consacrées par la transaction de 1601, pour établir un nouveau mode de répartition,

Arrête :

1° La réparation de l'ancienne prise du canal de la Durançole au-dessus de la ci-devant Chartreuse de Bonpas et le curage de ce canal depuis cette prise jusques à la montagne de Montdevergues, au point de sa jonction avec le canal de la nouvelle prise, seront exécutés dans le plus court délai possible.

2° Cette dépense sera supportée par les intéressés au dit canal, conformément aux transactions précitées et à l'art. 6 de l'arrêté de l'Administration centrale du 21 nivôse an VIII.

3° Le Maire d'Avignon est autorisé à assembler les Bastidans et Pradiers usant des eaux du dit canal et, d'un autre côté, les acquéreurs des domaines des Chartreux, également intéressés au dit canal, à l'effet de convenir du mode de répartition entre eux de la portion des frais mis à leur charge, et de nommer deux sindics dans chaque assemblée, pour les représenter et concourir aux opérations qui leur sont attribuées par l'article suivant.

4° Les dits Sindics se réuniront aux deux membres de la Commission administrative des Hospices délégués à cet effet par leurs collègues; ils feront dresser par M. Reux, ingénieur architecte de la Préfecture, les devis et détail estimatifs des réparations et repurgement à faire et un cahier des charges ;

procèderont, dans les formes accoutumées, à l'adjudication aux enchères, au rabais, des dits travaux, la consentiront, feront mettre la main à l'œuvre, surveilleront l'exécution des ouvrages, en feront la reconnaissance et la réception définitive; et délivreront mandat de paiement à l'entrepreneur. Toutes ces opérations seront faites avec le concours du Maire.

5° Les Sindics de chaque assemblée dresseront le rôle de répartition de la portion des dépenses mises à sa charge, en suivant le mode qu'elle aura adopté.

Il sera formé par M. le Maire et les Sindics réunis un rôle général dans lequel l'Hôpital sera compris pour la portion mise à sa charge.

6° Le dit rôle général sera rendu exécutoire par le Préfet et mis en mains du Receveur municipal, pour le recouvrement en être fait en conformité de la loi du 14 floréal an II.

7° Les Sindics présenteront leurs vues d'amélioration sur ce canal et les moyens qui conviendrait de prendre pour prévenir et réprimer les entreprises illégales sur ses eaux.

8° Les délibérations des intéressés et l'adjudication des travaux seront soumis à l'approbation du Préfet.

9° Le Maire d'Avignon est chargé d'assurer l'exécution du présent arrêté.

Fait en l'Hôtel de la Préfecture, à Avignon, le 23 avril 1807.

Signé : DELATTRE.

(Origine : Arch. de Vaucluse. Série K — K 3. 13, N° 85.)

XXVIII

*Copie de la lettre du Ministre de l'Intérieur adressée
à Monsieur le Préfet de Vaucluse*

Paris, le 14 Juillet 1828.

Monsieur le Préfet, j'ai examiné les réclamations des Syndics des biens des Chartreux contre l'arrêté de l'un de vos prédécesseurs, du 12 octobre 1819, lequel a ordonné le curage du canal de la Durançole depuis le moulin de Caumont jusqu'à celui de Tartay, ainsi que les pièces et observations qui ont été transmises par votre prédécesseur et par vous, le 13 juin 1825 et 3 avril dernier.

Il m'a paru établi, tant d'après les déclarations des parties intéressées que d'après les actes et documents produits, que ce canal est un cours d'eau artificiel dont les Hospices d'Avignon sont propriétaires comme cessionnaires de la Ville, et sauf les droits concédés par la Ville et par les Hospices à l'ancienne Chartreuse ainsi qu'à une partie des propriétaires des bastides et des prairies désignés sous le nom de Bastidans et de Pradier.

D'anciennes transactions passées entre les intéressés ont réglé leurs droits et obligations réciproques, sous les divers rapports de la jouissance des eaux et de toutes les dépenses à faire pour l'entretien et le curage du canal. L'interprétation et l'application de ces actes appartiennent exclusivement aux

tribunaux qui peuvent seuls connaître des contestations élevées
à cet égard.

Dans cet état de choses, il n'y a pas lieu à l'application de
la loi du 4 mai 1803 (14 floréal an II), attendu que le mode de
jouissance du canal et de la part que chaque intéressé doit
supporter dans la dépense du curage sont réglés par des actes
particuliers qui n'ont créé que des intérêts privés. Toutefois,
si vous reconnaissez la nécessité du curage, dans l'intérêt de
la salubrité publique ou dans l'intérêt des propriétaires riverains non concessionnaires, vous pourriez prescrire aux
propriétaires et concessionnaires de procéder à cette opération,
et vous auriez également le droit de fixer l'époque de son exécution. Mais, en usant de cette faculté, l'Administration doit
s'abstenir de prononcer sur des questions d'intérêt privé qu'il
n'appartient qu'aux tribunaux de résoudre. Ainsi, par exemple,
elle n'a pas à déterminer la part contributive de chacun, puisque des contrats règlent les droits respectifs des parties et
leurs obligations ; tout ce qu'elle doit et peut faire, en pareille
circonstance, c'est de les inviter à se réunir pour s'accorder
sur leurs obligations respectives et à nommer des syndics
pour régler le mode d'exécution.

L'arrêté du 12 octobre 1819 ayant pour objet d'ordonner un
curage particl demandé par quelques propriétaires dans leur
intérêt privé, et les opposants se fondant principalement sur ce
que ce curage blesserait les droits qui leur sont acquis et serait
contraire aux titres en vertu desquels ils jouissent, j'ai décidé
qu'il ne serait donné aucune suite à cet arrêté. Vous le consi-
dérerez comme non avenu, sauf aux parties intéressées à se
pourvoir devant les tribunaux pour faire exécuter les actes qui
les lient. Je vous prie de leur donner connaissance de cette
décision.

Vous trouverez ci-joint toutes les pièces relatives à cette
affaire.

Le Ministre de l'Intérieur,
Signé : Cte DE MARTIGNAC.

Pour copie conforme délivrée à l'Administration des Hospices d'Avignon.

Le Secrétaire général,

Sigué : J. DE FREISSINET.

(Orig. : Arch. des Hospices d'Avignon. Fonds de Ste-Marthe B 501. — *Titres de la Durançole et des droits de l'Hôpital sur les arrosages*, pag. 141.)

XXIX

Transaction avec les Bastidans et Pradier
approuvée par ordonnance royale du 22 avril 1833

(11 Juillet 1832)

Par devant Pierre-Alexis-Claude et Richard son collègue, notaires royaux à la résidence d'Avignon, département de Vaucluse, soussignés, sont comparus :

D'une part, MM. Joseph-Noël Reynier, vice-président, Théophile Clauseau, François Maumet et Charles-Agricol-Xavier-Régis Moutte, tous membres de la Commission administrative des Hospices civils de cette ville d'Avignon, y domicilies.

Et d'autre part, 1° M. Jacques-Benoit Chaudon, avocat, 2° M. Louis Ricard, sans profession, 3° M. Dominique Mazetti, marbrier, 4° M. Alix Carbonnel, cultivateur, 5° enfin M. Joseph-Agricol Gille, aubergiste, tous propriétaires aussi domiciliés et demeurant au dit Avignon, agissant ces derniers au présent acte en qualité de Syndics de la masse des Bastidans et Pradiers du terroir d'Avignon, nommés par délibération prise dans l'assemblée des dits Bastidans et Pradiers tenue dans une salle haute de l'Hôtel de ville, sous la présidence de M. le Maire d'Avignon, en date du 1er avril dernier ; la dite assemblée ayant eu lieu après une convocation faite en la présence et au domicile de chacun des intéressés, par émission de billets signés par M. le Maire de cette ville, dont la réception a été constatée en marge du registre par la signa ture des dits intéressés ; les billets de convocation portant expressément que les présents délibèreront pour les absents.

Lesquels Messieurs les Administrateurs des dits Hospices, agissant pour l'hospice des malades ci-devant connu sous la dénomination de Grand Hôpital Sainte-Marthe du dit Avignon,

Et les dits MM. Chaudon, Mazetti, Gilles, Carbonel et Ricard, en leur dite qualité de Syndics des dits Bastidans et Pradiers, et en vertu des pouvoirs spéciaux qui leur ont été attribués dans la sus dite délibération,

De leur gré ont, par ces présentes, déclaré et déclarent d'avoir pris à l'instant même lecture et connaissance exacte et parfaite d'un acte de transaction passé entre le dit Hôpital et le corps des dits Bastidans et Pradiers, écrivant MM. Gollier et Cairanne, notaires à Avignon, le vingt-cinq mai mil sept cent septante-six, et ont en même temps reconnu la régularité et la bonne organisation des conventions qui sont stipulées dans la dite transaction, qui tendent toutes à la conservation des droits compétents au dit Hôpital et au dit corps des Bastidans et Pradiers, et se sont réunis, chacun en leur dite qualité, à son exécution pleine et entière, sauf néanmoins les modifications et changements ci-après déterminés.

A l'effet de quoi MM. les Administrateurs et MM. les Syndics des Bastidans et Pradiers ont de nouveau transigé, convennu et accordé ce qui suit, sous mutuelle acceptation.

Art. 1ᵉʳ. — Le repurgement du nouveau canal de la Durançole, depuis la nouvelle prise jusqu'au pont du Saint-Esprit près la porte Saint-Lazare, appartenant au dit Hôpital, qui, aux termes de la dite transaction du vingt-cinq mai mil sept cent septante-six, doit être fait moitié aux frais de l'Hôpital, et moitié aux frais des Bastidans et Pradiers, arrosant des eaux du même canal, sera fait à l'avenir par l'Hôpital, toutes les fois que ce repurgement sera jugé nécessaire, et tous les frais qui en résulteront seront entièrement supportés par le dit Hôpital.

Art. 2. — Pour indemniser le dit Hôpital de la moitié des frais du susdit repurgement, qui jusqu'à ce jour a été à la charge des Bastidans et Pradiers, et qui, au moyen du précédent article, est entièrement mis à la charge de l'Hôpital, il est convenu et consenti très expressément que chaque arrosant des eaux du dit nouveau canal de la Durançole payera au dit Hôpital ou à des préposés ou fermiers, dix centimes pour chaque contenance de huit perche cinquante-quatre mètres (chaque éminée), en sus des diverses cotes qui sont établies et fixées dans la susdite transaction, chacun suivant la concession dont il est propriétaire.

Art. 3. — Seront à l'avenir assimilés aux blés, quant au payement de la cote d'arrosage, pour la première année seulemen, les luzernes, sainfoins et trèfles semés dans le blé. Seront également assimilés aux blés les barjalades, sans luzernes ni prairie, les chardons et les garances ; bien entendu que les propriétaires qui arroseront leurs récoltes, ainsi qu'il est détaillé au présent article, auront à payer, en sus de la cote fixée pour les blés, l'augmentation de dix centimes pour chaque huit perches cinquante-quatre mètres (chaque éminée), établie dans le précédent article pour indemnité de frais de repurgement.

Art. 4. — Toutes les fois que MM. les Syndics des Bastidans et Pradiers jugeront que le repurgement total ou partiel du dit canal est nécessaire, ils s'adresseront à M. le Maire d'Avignon, lequel fera constater cette nécessité dans le plus bref delai, et huitaine après la sommation faite à l'Administration des Hospices de procéder à ce repurgement, faute par elle d'y obtempérer, l'adjudication en sera faite à la diligence des Syndics, en présence de M. le Maire, et par contre l'Administration des Hospices aura la faculté de faire constater par M. le Maire, ou un de ses délégués, le mauvais état des espaciers qui perdraient l'eau inutilement, et sur la mise en demeure de M. le Maire, faute, par les propriétaires des dits espaciers, de les faire réparer dans la huitaine, MM. les Administrateurs auront droit de faire procéder à ces réparations, dont le coût sera remboursé aux Hospices sur la simple quittance des ouvriers qui auront fait les dites réparations.

Art. 5. — Les repurgements ne pourront être entrepris avant le quinze septembre et devront être terminés le quinze mars.

Art. 6. — Messieurs les Administrateurs s'obligent que, lors du premier repurgement du dit nouveau canal de la Durançole, il sera fait de manière à ce qu'il soit mis de la largeur et profondeur fixée dans le dit acte du vingt-cinq mai mil sept cent septante-six, et sera entretenu à perpétuité dans la même largeur et profondeur dans toute son étendue, MM. les Administrateurs demeurant en outre tenus de prévenir MM. les Syndics, avant de commencer le dit repurgement, pour qu'ils puissent en faire surveiller l'exécution de la manière prescrite.

Art: 7. — Tous les ponts actuellements existants sur le dit canal, ayant une pile dans le lit du canal, seront démolis et reconstruits en voûte cintrée, d'un seul jet, ayant trois mètres nonante-cinq centimètres (deux cannes ancienne mesure) d'ouverture ; comme encore toutes les martellières ayant également une pile en pierre dans le lit du canal seront reconstruites avec un arc-boutant en fer, dans les dimensions et à l'instard de la martellière modèle que l'Administration des Hospices a fait construire près du domaine de la Juvine, pour l'arrosage de la propriété de M. Morel l'aîné.

L'Hôpital contribuera pour deux tiers à cette dépense. Les particuliers auxquels ces ponts et martellières appartiennent abandonneront sans répartition tous les matériaux des ponts et martellières démolis et supporteront le tiers restant de la dépense, et seront en outre tenus d'entretenir à perpétuité en bon état les dits ponts reconstruits en voûte cintrée, ainsi que les dites martellières.

Art. 8. — La Commission administrative s'entendra avec les Syndics particuliers des différents clos du terroir, lorsqu'ils seront définitivement organisés par ordonnance, à l'effet de régler entr'eux l'ordre successif des arrosages, et d'arrêter les mesures propres à empêcher à l'avenir la perte des eaux.

Art. 9. — La présente transaction n'aura son exécution que lorsqu'elle aura reçu l'approbation de l'autorité supérieure.

Et pour la parfaite exécution des présentes, à peine de tous dépens, dommages et intérêts, les parties ont respectivement soumis et obligé, savoir : MM. les Administrateurs, les biens du dit Hospice des malades, et MM. les Syndics, ceux des Bastidans et Pradiers et les leurs propres, à tous les tribunaux de justice requis. Dont acte.

Fait et passé à Avignon dans la salle des séances de l'Administration à l'hospice des indigents, le onze juillet mil huit cent trente-deux, et ont MM. les Administrateurs et MM. les Syndics des Bastidans et Pradiers signé avec les dits notaires après lecture faite ; la présente minute demeurée en la possession du dit M. Richard, notaire : Chaudon, Carbonel aîné, Louis Ricard, Mazetti, Gilles, Reynier, Maumet jeune, T. Clauseau, X. Moutte, Jeaume, notaire, Richard, notaire.

Enregistré à Avignon le douze juillet 1832, fol 85 r°, c. 1. Reçu trois francs et trente centimes pour décime : Lemire. — Ainsi à la minute.

Pour expédition, signé : Richard, notaire.

La présente transaction a été vue et approuvée en Conseil d'Etat dans la séance du 28 mars 1833, pour être annexée à l'ordonnance royale du 22 avril 1833.

Le Maître des requêtes,
Secrétaire général du Conseil d'Etat,
Signé : Hochet.

XXX

Arrêté du Préfet de Vaucluse
concernant le curage de la Durançole
(15 Septembre 1852)

Nous, Préfet du département de Vaucluse,

Vu la demande du sieur Gustave de Laborde, tendant à obtenir un règlement des eaux du canal de la Durançole ;

Vu toutes les pièces de l'enquête à laquelle cette demande a été soumise à Caumont et à Avignon ;

Vu le procès-verbal de la visite des lieux faite par les ingénieurs, ensemble les propositions règlementaires présentées par M. l'Ingénieur en chef, à la date du 15 novembre 1851, pour le curage du canal ;

Vu le plan des lieux ;

Vu l'avis définitif de M. l'Ingénieur en chef en date du 4 septembre 1852 ;

Vu l'arrêté ds gouvernement du 19 ventôse an VI, l'instruction ministérielle du 19 thermidor suivant et la circulaire du Directeur général des Ponts et Chaussées, en date du 16 novembre 1834 ;

Vu le décret du 25 mars 1852 ;

Considérant. . . . .

. . . .

Arrêtons :

Le curage de la partie du canal de la Durançole compris dans les communes de Caumont et d'Avignon (Vaucluse), depuis l'aval du moulin de Caumont jusqu'au moulin de Tartay, est réglé ainsi qu'il suit :

Art. 2. — La largeur du canal, au plafond, est fixée à soixante-dix centimètres (o m. 70) au moins. Les talus intérieurs seront inclinés à soixante-quinze centimètres (o m. 75) de base pour un mètre (1 m.) de hauteur, et le plafond sera dressé suivant trois lignes consécutives, de pente uniforme, ou, du moins, ne pourra présenter aucun point qui soit en contre-haut de ces lignes de pente.

Les dites lignes seront déterminées ainsi qu'il suit :

La première partira d'un point pris immédiatement en aval du moulin de Caumont, à une profondeur de quatre mètres soixante-seize centimètres (4 m. 76) en contre-bas d'une croix gravée sur le montant de la vanne de secours du moulin de Caumont, point pris pour premier repère provisoire, et désigné sur le plan de détail par R, et aboutira au point où le canal de décharge du dit moulin débouche dans la Durançole, à cinq mètres quatre-vingt-neuf centimètres (5 m. 89) en contre-bas du même repère.

La seconde partira de ce dernier point et aboutira à cinquante-deux mètres soixante centimètres (52 m. 60) en amont de la vanne du Trou de la Calade, à une profondeur de cinq mètres cinquante-cinq centimètres (5 m. 55) en contre-bas d'une croix gravée sur le couronnement du parapet amont de la route départementale n° 3, à la suite de la dite vanne, point pris pour deuxième repère provisoire et désigné sur le plan par R. 2.

La troisième partira de ce dernier point et aboutira immédiatement à l'amont du bâtiment du moulin de Tartay, à une profondeur de un mètre trente centimètres (1 m. 3o) en contre-bas du socle du côté ouest de la partie sud du dit moulin, point pris pour troisième repère provisoire et désigné sur le plan par R. 3.

Art. 3. — Pour conserver invariablement le niveau du plafond et l'inclinaison des talus tels qu'ils viennent d'être déterminés, on établira des revêtements en pavés maçonnés sur le plafond et sur les deux faces latérales du canal. Ces revêtements auront un mètre (1 m.) de largeur sur trente centimètres (o m. 3o) d'épaisseur et seront construits : 1° immédiatement à l'aval du moulin de Caumont ; 2° à dix mètres à l'amont du premier pont à l'aide duquel la Durançole traverse la route départementale n° 3 ; 3° à l'extrémité de la première ligne de pente ci-dessus déterminée, soit à cinquante-deux mètres soixante centimètres (52 m. 6o) en amont de la vanne de prise d'eau du Trou de la Calade ; 4° après la sortie de l'enclos de la Chartreuse ; 5° à dix mètres (10 m.) à l'amont de la martellière de M. Verrot et consorts ; 6° à quatre-vingt-cinq mètres (85 m.) en amont du moulin de Tartay. Le plafond du canal sera, en outre, maçonné solidement, sur cinquante centimètres (o m. 5o) au moins d'épaisseur, dans toute la traversée de l'aqueduc du Trou de la Calade.

Art. 4. — Les travaux ci-dessus prescrits seront exécutés sous la surveillance de l'Ingénieur de l'arrondissement et devront être terminés dans le délai de six mois à dater de la notification du présent.

Art. 5. — Chaque année, dans le courant du mois de mars, les intéressés au dit canal feront procéder, également sous la surveillance de l'Ingénieur de l'arrondissement, au curage qui pourrait être nécessaire pour rétablir le canal exactement suivant les pentes et dimensions mentionnées à l'article 2 ci-dessus.

Art. 6. — Faute par les intéressés au dit canal de se conformer exactement aux dispositions ci-dessus prescrites, le Préfet fera fermer la vanne de prise d'eau du Trou de la Calade et ouvrir, au contraire, entièrement la vanne de décharge placée a côte de cette vanne de prise d'eau, de manière à empêcher l'introduction des eaux dans la partie du canal située à l'aval du Trou de la Calade et à rejeter toutes les eaux dans la Durance.

Art. 7. — Tous règlements antérieurs qui pourraient exister relativement à la partie du cours d'eau dont il vient d'être questiou, sont considérés comme nuls et non avenus en ce qu'ils pourraient avoir de contraire au présent arrêté.

Avignon, le 15 Septembre 1852.

Le Préfet de Vaucluse,
Signé : Costa.

(Orig. : Archiv. de Vauclùse, Série K. K. 3.95⁶, n° 467, Arrêtés sur formules imprimées, 1852.)

XXXI

*Documents pour Athénosy père, J. Sayn, F. Guillaume,
S.-L. Crès, F. Crès, P. Richard, E. Ravoire, C. Crès,
E. Cluchier, X. Cluchier, tous intimés,*

*Contre la dame Villard et de Villèle, notaire, mariés,
appelants.*

---

§ 1. — **Arrêt du 6 Décembre 1852**

En ce qui touche la propriété des eaux de la Durançole :

Attendu que, sans qu'il soit nécessaire de recourir à la possession constante, publique, paisible et de bonne foi des Hospices d'Avignon, il résulte jusqu'à l'évidence des pièces produites au procès que les dits Hospices sont propriétaires exclusifs, soit du canal de la Durançole, soit tout au moins des eaux qu'il conduit ; que, dès lors, le Tribunal a bien jugé en déclarant bonne et valable la concession faite par les dits Hospices aux parties de Boyer ;

Qu'il n'y a aucune contradiction entre cette partie du jugement et la disposition par laquelle le Tribunal, avant de faire droit sur le surplus, désire savoir si le volume d'eau qui coule dans le canal est suffisant pour que la concession puisse être mise à profit en tout temps, même dans la saison de l'étiage, sans nuire aux droits des arrosants, et notamment aux droits de la dame de Villèle, s'il serait indispensable de traverser la propriété de la dite dame, et dans le cas de l'affirmative, quel serait l'endroit le moins dommageable ;

Que toute cette partie du jugement doit donc être confirmée et que les parties de Boissier doivent donc être condamnées aux dépens, tant de première instance que d'appel, vis-à-vis des Hospices, sans qu'il soit nécessaire de les réserver jusqu'après l'expertise, puisque la contestation entre les mariés de Villèle et les hospices est dès à présent complètement vidée ;

En ce qui touche la demande d'Athénosy et consorts contre les époux De Villèle.

Attendu que l'un des motifs du jugement attaqué énonce bien que les parties de Boyer renoncent à réclamer le passage des eaux par la martellière et le fossé d'arrosage déjà existant, mais que les qualités ne portent aucune trace d'une pareille renonciation, qu'elles démentiraient même par l'insertion des conclusions principales des parties de Boyer, à l'appui desquelles elles constatent qu'il a été plaidé que le dispositif ne contient rien de relatif à cette prétendue renonciation et n'en concède aucun acte aux mariés de Villèle ;

Attendu qu'après avoir reconnu cette erreur des premiers juges, on ne trouve aucune disposition à réformer, puisque le mandat donné à l'expert par le Tribunal n'exclut en aucune manière la possibilité de faire passer les eaux d'arrosage par la martellière et le fossé déjà existant, si cette voie est la plus facile pour dériver les eaux et celle qui concilie le mieux les intérêts de l'acquéreur avec le respect dû à la propriété ;

Que, sur ce point, un appel incident ne saurait être nécessaire, puisqu'il s'agit simplement de la critique d'un motif ;

Attendu qu'au contraire l'appel incident relevé en tant que de besoin par les parties de Boyer devient indispensable dès l'instant qu'elles prétendent faire décider par la Cour qu'elles sont co-propriétaires de la martellière et du fossé ; mais que cette demande n'a pas été portée devant les premiers juges, qu'elle n'existait pas même en germe dans l'exploit introductif d'instance et dans les conclusions principales et subsidiaires des parties de Boyer, puisque, lorsqu'elles voulaient être autorisées à se servir de la martellière et du fossé déjà existant, c'était toujours moyennant une indemnité à payer par eux à la dame de Villèle ;

Que, dès lors, l'appel incident, ayant pour objet une demande nouvelle, n'est pas recevable et doit être rejeté ;

Sur le chef des conclusions des appelants tendant à faire ordonner à l'expert de vérifier si les parties de Boyer ne pourraient pas commodément arroser leur fonds, soit du côté du couchant, au moyen du fossé longeant à cet aspect la propriété de Villèle, soit du côté du levant, en achetant les eaux du canal de Crillon ;

Attendu que la vérification du premier fait est inutile à ordonner, elle est déjà comprise dans le mandat donné à l'expert par le Tribunal, puisqu'après avoir reconnu aux parties de Boyer le droit de réclamer le passage des eaux concédées à travers la propriété de la dame de Villèle, il charge le dit expert d'examiner s'il n'y a pas, en dehors de cette propriété, un moyen plus facile de dériver les eaux de la Durançole ; que la vérification du deuxième fait serait encore inutile, puisque les intimés n'ayant pas la disposition des eaux du canal de Crillon, il ne saurait, dans aucun cas, y avoir lieu de les contraindre à les acquérir ;

Par ces motifs,

La Cour, parties ouïes, et M. Liquier, premier avocat général, en ses conclusions, démet les mariés Villèle de leur appel, rejette l'appel incident du même jugement relevé par les parties de Boyer, les condamne les uns et les autres à l'amende ;

Confirme le jugement attaqué rendu entre parties par le Tribunal civil d'Avignon, le 16 décembre 1851 ; ordonne, en conséquence, qu'il sortira son plein et entier effet ;

Condamne les mariés de Villèle à tous les dépens, tant de première instance que d'appel, envers les Hospices ;

Condamne encore les mariés de Villèle au tiers des dépens exposés sur l'appel par les parties de Boyer, et au tiers de tous les frais de l'arrêt, de son expédition et de sa signification ;

Réserve les autres deux tiers en fin de cause ;

Renvoie la cause et les parties devant le Tribunal d'Avignon, avec connaissance des dépens dont la condamnation n'a pas été prononcée.

§ II. — **Rapport**.

Le soussigné, Bouvier, ingénieur en chef en retraite, chevalier de la Légion d'honneur, est nommé expert dans l'affaire pendante entre les mariés de Villèle, habitant à Chateaurenard, d'une part, et MM. Athénosy, Jean Sayn et consorts, tous habitant Avignon ou son territoire, d'autre part,

Lequel, en conformité de son mandat, a donné rendez-vous sur les lieux aux parties, par l'intermédiaire de leurs avoués, pour le 30 Juin 1853, à huit heures du matin.

Mais, après examen attentif des pièces du dossier et avant cette visite officielle des lieux, il a jugé convenable de les parcourir seul pour y réfléchir et mieux apprécier le dire des parties. Il a voulu aussi questionner les riverains et notamment le meunier du moulin de Tartay, situé à peu de distance en amont de l'endroit litigieux et mis en jeu par les eaux de la vieille Durançole, sur le volume des eaux du dit canal en temps ordinaire et à l'époque de l'étiage.

Le 30 juin, à l'heure assignée pour le rendez-vous, il a trouvé sur les lieux les époux de Villèle, assistés du sieur Teissier, leur avocat, d'une part, et d'autre, MM. Athénosy, Jean Sayn et beaucoup d'autres intéressés dont il a cru inutile de prendre les noms.

Les demandeurs ont insisté pour l'adoption de leurs conclusions ; ils ont dit que le barrage à travers la vieille Durançole, la martellière de prise d'eau et le fossé à la suite étaient faits ; que le fossé se prolongeait sur la tête de toutes leurs propriétés ; qu'ils en avaient arrosé de temps immémorial, et que, si le Tribunal adoptait leur demande, ils seraient de suite, et sans qu'il fût besoin de faire aucun travail, en possession d'une jouissance dont ils n'auraient jamais dû être dépossédés ; que, le fossé longeant un chemin public, la desserte de ce fossé pour l'irrigation n'imposait aucune gêne ni servitude aux époux de Villèle et n'enlevait aucun terrain à l'agriculture, puisqu'on se servait d'un fossé qui existait et devait exister dans tous les cas pour borner le chemin de Château-Blanc et écouler ses eaux.

Le soussigné leur a fait observer que, par suite de la forte pente du fossé, les époux de Villèle ne pouvaient arroser qu'en mettant des martellières et des vannes au travers du fossé, lesquelles interceptaient le cours des eaux et les mettaient dans la nécessité de n'arroser qu'après que les époux de Villèle avaient complètement fini chez eux ; qu'il était à craindre que, par suite des débats et de l'aigreur qui s'étaient manifestés entre eux, le rétablissement de l'ancien état des choses n'amenât des discussions qu'il fallait prévenir et auxquelles il fallait de toute nécessité mettre un terme. — Il leur a dit qu'on pourrait y parvenir en fixant les jours que chacune des parties contendantes pourrait arroser, et que, prenant en considération que les époux de Villèle avaient toujours arrosé de préférence, il était convenable de leur faire une part qui satisfît largement à leurs besoins ; c'est dans ce but qu'il proposait de leur accorder *quatre* jours par semaine, alors même que l'étendue de leur terrain n'égalait pas celle qu'ont ensemble les réclamants. C'est encore pour abonder toujours en faveur des époux de Villèle, qu'il était d'avis de leur accorder leurs quatre jours, à partir du lundi au soleil levant jusqu'au vendredi, à la même heure, ce qui mettait le dimanche dans la part faite aux sieurs Athénosy et consorts.

Le soussigné a cru remarquer que cette disposition serait acceptée par les demandeurs ; mais les époux de Villèle, malgré la *part léonine* qui leur était faite, ont réclamé ; ils ont dit que, même dans l'ancienne position que leur avait faite leur tolérance, ils avaient l'arrosage quand ils le voulaient et de préférence à tous autres, avantage dont les dépouillerait le règlement qu'on venait d'indiquer, puisque, pendant les trois jours donnés aux demandeurs, il leur serait impossible d'arroser ; alors ils ont insisté pour que l'arrosage des demandeurs fût placé à l'ouest de leur propriété, suivant le tracé marqué sur le plan par les lettres rouges A. B. C. — Ils ont dit qu'en faveur de ce tracé ils céderaient gratuitement la moitié du terrain nécessaire à l'établissement du canal d'arrosage, de ses levées et des deux petits fossés qui les limiteraient et qui recevraient les filtrations qui pourraient passer au travers, en leur accordant toutefois le droit de faire, à leurs frais, si besoin en était, un petit aqueduc sous la rigole d'arrosage pour l'écoulement, dans la vieille Durançole, en aval du barrage, des eaux de leurs terres et du fossé longeant la rive droite de la rigole.

Alors, sur leur invitation, le soussigné, accompagné des demandeurs, les a suivis sur l'emplacement du canal qu'ils proposaient d'ouvrir. La simple vue des lieux n'a pu l'édifier sur la possibilité et la convenance du projet indiqué ; mais, comme il s'était fait suivre par le conducteur des Ponts et-Chaussées Tardieu, homme capable et intelligent, il l'a chargé de faire le nivellement necessaire à l'étude de ce projet ; après quoi, on s'est séparé. M. Tardieu seul est resté sur les lieux pour s'occuper de suite de l'opération dont il avait été chargé.

M. Tardieu ayant remis au soussigné les résultats de son nivellement, celui-ci a reconnu la possibilité d'exécuter la rigole d'arrosage proposée par les époux de Villèle et demandée dans le temps par les sieurs Athénosy et consorts ; mais comme le sol, où serait établie la rigole, a, dans certaines parties, *une pente en sens contraire* au cours à donner aux eaux, il faudrait construire *un barrage* ou martellière à travers le canal de la vieille Durançole, au point A du plan, où, lors des arrosages, on élèverait les eaux jusqu'à dix centimètres *au-dessous* du *niveau du chemin* qui borne la rive gauche du canal. On exécuterait en même temps, sur le côté droit de ce barrage, *une petite écluse* ou martellière de prise d'eau qui serait suivie de la rigole de conduite des eaux. Cette rigole aurait trente centimètres de largeur au plafond, lequel aurait une pente de un millimètre par mètre. Ses talus seraient de chaque côté à 45 degrès. Les eaux, lors des arrosages, auraient trente centimètres de hauteur au-dessus du plafond. Elles seraient contenucs par *des levées* ayant en couronne 5o centimètres de largeur. Ces couronnements seraient élevés de 20 centimètres au-dessus de la tenue des eaux. Chaque levée serait bordée par un fossé extérieur, qui fournirait la terre nécessaire à son exécution. Ces fossés recevraient et écouleraient les eaux de filtration et les empêcheraient de nuire, en les inondant, aux terrains voisins.

Il faudrait de plus, sur la rive gauche de la vieille Durançolc et sur une longueur de 5o mètres en amont, à partir du barrage, *un bourrelet* et *un petit fossé* pour arrêter les filtrations et empêcher le chemin d'être inondé. Le bourrelet et le fossé seraient pris sur *le chemin*, et comme il n'a que la largeur qui lui est rigoureusement nécessaire, il faudratt l'élargir d'autant de l'autre côté sur les terres de M. Athénosy.

Les terres de la rive droite de la même vieille Durançole, appartenant aux époux de Villèle, étant plus élevées, n'ont pas besoin d'un contre-fossé, et, s'ils le jugeaient nécessaire, ils le feraient à leurs frais, comme ils en sont convenus.

La moitié du terrain nécessaire pour exécuter la nouvelle rigole d'arrosage et ses dépendances serait prise sur le terrain des époux de Villèle, qui, comme on l'a déjà dit, ont offert d'en faire l'abandon gratuitement ; l'autre moitié le serait sur le terrain des sieurs Athénosy et Sayn, qui sont au nombre des demandeurs, et qui les céderaient moyennant paiement.

Ces dispositions convenues et arrêtées par le soussigné, il a chargé M. Tardieu d'en rédiger le projet pour être joint au présent rapport.

Les pièees qu'il a fournies et que le soussigné a adoptées et visées se composent :

D'un plan des lieux, remis par les demandeurs, vérifié par le dit M. Tardieu, portant le n° 1 ;

D'un rouleau contenant le profil en long, les profils en travers de la nouvelle rigole d'arrosage et trois profils en travers du fossé d'arrosage actuel, portant le n° 2 ;

Du projet de barrage à établir sur la vieille Durançole au point A du plan et de la petite martellière de prise d'eau, portant le n° 3 ;

Enfin d'un détail estimatif, portant le n° 4.

Il résulte de ce détail estimatif que la dépense à faire par les demandeurs, pour l'ouverture du nouveau fossé d'arrosage, s'élèverait, pour indemnité de terrain, terrassement et maçonnerie, à onze cent soixante et quinze francs sept centimes.

Sans comprendre 698 francs 30 centimes pour terrain pris aux époux de Villèle et pour l'indemnité d'une haie à leur supprimer, qui, à cause de leur offre, n'ont pas été compris dans la dépense.

Ces bases posées, le soussigné va s'occuper des réponses à faire aux questions que le Tribunal lui a posées à résoudre.

Le soussigné a à vérifier :

« 1° Si le volume d'au qui coule dans le canal de la vieille « Durançole suffit pour que la concession faite par les hospi- « ces aux sieurs Athénosy, Sayn, Crès et autres, puisse « s'exercer en tout temps et même dans la saison de l'étiage, « sans nuire aux droits des autres arrosants et notamment de « la dame de Villèle? »

Le soussigné a déjà eu occasion de parler de deux visites, qu'il a faites sur les lieux ; mais, lors de ces visites, les eaux étaient abondantes et il n'a pu se rendre compte de ce qui se passait lorsqu'il y avait pénurie ; comme il tenait à se fixer sur ce point, il a attendu, pour descendre une troisième fois sur les lieux, d'être avisé que cette circonstance existait et, ayant eu cet avis, il s'y est rendu samedi 6 août; mais, malheureusement, il a été trompé dans son attente et voici **comment :**

Les hospices de la ville d'Avignon possèdent un moulin important sur les boulevards, tout près de la porte Saint-Lazare. Ce moulin est mis en jeu par les eaux de la vieille et de la nouvelle Durançole réunies. La nouvelle Durançole a une prise directe à la Durance ; son cours vient s'embrancher ensuite sur la vieille, à une certaine distance en aval de la prise des époux de Villèle. Malgré cette double alimentation, il arrive parfois, lors des sécheresses, et surtout par suite des nombreux arrosages qu'alimentent ces deux canaux, que le moulin manque de l'eau nécessaire pour sa mise en jeu. Alors les Hospices s'arrangent avec le canal Crillon pour y demander l'eau qui leur est nécessaire ; ce qui est facile, puisque la vieille Durançole touche le canal Crillon à une petite distance en amont de la prise de Villèle, et que les eaux du canal Crillon sont plus élevées que celles de la vieille Durançole, de sorte qu'il suffit de l'ouverture d'nne simple vanne pour y donner de l'eau. Or, le six, lorsque le soussigné a été sur les lieux, le jeu de cette vanne avait eu lieu et il y avait abondance d'eau dans la vieille Durançole, à la prise d'eau de Villèle.

Le soussigné, ne pouvant, en conséquence, se renseigner directement par lui-même et voulant se camper autant qu'il était en lui, a remonté la vieille Durançole jusqu'au moulin de Tartay, situé à deux kilomètres environ en amont de la prise de Villèle.

Ce moulin, ainsi qu'il l'a déjà dit, est mis en mouvement par les eaux de la vieille Durançole ; il va toute l'année ; mais, lorsqu'il y a pénurie d'eau, on est obligé de la retenir quelquefois pendant deux heures pour écluser et faire aller ensuite le moulin. C'est sur la vieille Durançole que sont situés le déversoir et la vanne de décharge du moulin. Un fossé, creusé à une grande profondeur, sert de fuyant aux eaux qui l'ont mis en jeu. Les eaux de ces deux canaux ont une différence de niveau égale à la chute du moulin. Celles du déversoir, qui sont élevées, arrosent les terrains voisins. Celles de la rigole de fuite, qui plus loin reviennent aussi se jeter dans la vieille Durançole, avant la prise de Villèle, sont d'abord trop basses pour pouvoir arroser ; mais, plus loin, quand elles atteignent à peu près le sol, elles sont retenues par une vanne et alors elles alimentent une rigole qui sert aussi à l'irrigation de plusieurs domaines.

Il résulte de cet état de choses que les eaux des deux branches dans lesquelles se divise, dans cette partie de son cours, la vieille Durançole, servent également à l'arrosage. Lorsque les eaux sont abondantes, elles remplissent à la fois ce double objet ; mais, lorsqu'il y a pénurie d'eau et qu'on est obligé d'écluser, alors et pendant tout le temps que le moulin est en mouvement, ce n'est que par le fuyant que l'arrosage a lieu. Si le moulin est sans travail, on retient l'eau, et si la durée du chômage dépasse le temps nécessaire pour remplir la retenue, les eaux s'échappent par la vieille Durançole, et l'arrosage a lieu uniquement par ce canal.

Ce qui précède explique que, pendant les basses eaux, les arrosages de de cette partie sont alternatifs et irréguliers, puisqu'on arrose par l'un ou par l'autre canal, suivant que le moulin de Tartay est en jeu ou en repos. Un pareil état de choses est fâcheux, puisque des intérêts graves sont en quelque sorte à la merci du meunier du moulin de Tartay ; il serait à désirer que ce service fût régularisé, et il est surprenant qu'il ne le soit pas, puisque le moulin de Tartay existe depuis plusieurs siècles.

La prise de Villèle étant située sur la vieille Durançole, en aval de la réunion des deux branches, peut arroser dès que l'une d'elles a de l'eau en excès pour les besoins qui précèdent. Outre cet avantage, elle a celui de profiter des eaux qu'on emprunte au canal Crillon ; cela fait que l'arrosage y est à peu près certain ; c'est du moins ce qu'ont dit au soussigné diverses personnes consultées par lui à ce sujet, et qui paraissent bien renseignées.

En définitive, il parait au soussigné que l'arrosage de Madame de Villèle, en prenant en considération le peu d'étendue de son domaine, serait *encore suffisamment assuré*, alors même qu'on lui enlèverait trois jours par semaine, comme on l'a ci-dessus indiqué.

« 2° S'il n'existe pas, en dehors de la propriété de la dame
« de Villèle, un moyen plus facile de dériver les eaux du canal
« de la Durançole pour l'irrigation des propriétés des sieurs
« Athénosy, Sayn et autres susnommés ? »

Sur cette seconde question, le soussigné répond que le moyen le plus simple, le plus direct et le plus économique, puisqu'il n'y a aucun travail à exécuter, est *de se servir de la prise et du fossé* des époux de Villèle, système d'irrigation qui a existé, à ce qu'il paraît, de toute ancienneté, mais qu'il faut perfectionner, en donnant aux demandeurs des droits incontestables et en faisant, comme le soussigné l'a proposé, un règlement d'eau qui prévienne toute difficulté ultérieure.

Toutefois, le soussigné reconnaît qu'on peut aussi, en faisant faire un long contour aux eaux, assurer l'irrigation des mêmes propriétés par la direction indiquée par les époux de Villèle et dont le projet est annexé au présent rapport ; mais, en adoptant ce projet, qui est le plus convenable *après le premier*, et qui sépare complètement les intérêts des parties contendantes, on conserve le premier dans tous son développement d'abord sur toute la partie qui longe la propriété des époux de Villèle, depuis la prise de la vieille Durançole jusqu'au point C ; on occupe donc en sus un terrain A. B. C. d'une surface de vingt-deux ares soixante-huit centiares.

« 3° Dans le cas de réponse négative sur la précédente
« question, en quel endroit de la propriété de la dame de
« Villèle il serait convenable de placer la prise d'eau des sieurs
« Athénosy, Sayn, Crès et autres susnommés, et de faire
« passer leur fossé d'arrosage ?

« En vérifiant ces divers points, l'expert, conformément à
« l'article 4 de la loi de 1845, s'attachera à concilier l'intérêt
« de l'agriculture avec le respect dû à la propriété. »

Le soussigné a déjà répondu à cette question en disant que,

si on voulait faire une nouvelle prise et un second canal, c'est suivant le tracé A. B. C. que cela devrait avoir lieu.

Dans ce tracé, on se conforme au respect dû à la propriété, puisqu'on suit la ligne indiquée par les époux de Villèle qui fourniraient la moitié du sol dont on aurait besoin ; mais, contrairement aux intérêts de l'agriculture, on lui enlèverait une petite surface de vingt-deux ares soixante- huit centiares, sans que la nécessité en soit bien établie.

« 4° Quelle indemnité sera due ; le cas échéant, à la dame de « Villèle pour l'établissement de la servitude sur son fonds ? »

Une pareille indemnité ne peut qu'être assez arbitrairement estimée ; si on se bornait à profiter de la martellière et du fossé, comme ils doivent exister dans tous les cas et que la servitude devrait être desservie avec peu de gêne par un chemin public, l'allée de Château-Blanc, l'indemnité à accorder serait assez faible ; mais comme, d'après les propositions des soussignés on devrait enlever le droit d'arrosage pendant trois jours de la semaine, cela devient plus grave. Les époux de Villèle, lorsque le soussigné leur demande si, pour s'affranchir de toute servitude sur leur canal, ils cèderaient tout le terrain nécessaire à l'établissement du nouveau, répondirent que le sacrifice serait trop fort pour eux et ils dirent que la moitié était tout ce qu'ils pouvaient abandonner. Aux yeux du soussigné, ils ont en quelque sorte estimé par là ce qu'ils estiment la gêne qui leur serait imposée par le partage de leur canal avec les autres arrosants : le soussigné adopte cette base, et il propose de leur allouer, le cas échéant, la somme de *six cent quatre-vingt-dix-huit francs trente centimes.*

Résumé et avis. — Par les motifs ci-dessus déduits, l'expert soussigné est d'avis :

1° Qu'on accorde le droit aux sieurs Athénosy, Sayn, Crès et consorts, *d'user de la martellière et du fossé* des mariés de Villèle pour arroser leurs propriétés. Ceux-ci auront le droit exclusif de s'en servir, depuis le lundi au soleil levant de chaque semaine jusqu'au vendredi à la même heure, et les autres, le même droit exclusif pour le restant de la semaine.

2° Les sieurs Athénosy et consorts donneront aux mariés de Villèle une somme de six-cent quatre-vingt-dix-huit francs trente centimes une fois payée. Ils leur paieront en sus la moitié des frais d'entretien du barrage, de la martellière et du fossé. Ils paieront aussi aux Hospices d'Avignon, pour ce qui les compète, les droits d'arrosage et repurgement de la vieille Durançole.

3° Les époux de Villèle auront une clé de la martellière. Les sieurs Athénosy et consorts en feront faire une pour leur usage ; elle sera remise à un arroseur chargé de leur service, nommé et payé par eux.

4° Si le Tribunal ne voulait ou ne pouvait prescrire le règlement d'eau ci-dessus indiqué, le soussigné pense qu'il pourrait ordonner la construction de la nouvelle prise dont le projet est joint au présent rapport ; il déclare qu'à ses yeux les avantages et les inconvénients des deux systèmes se balancent sensiblement, de sorte qu'il a été en quelque sorte indécis sur la parti à proposer. Dans ce cas, comme l'offre des époux de Villèle, de céder gratuitement la moitié du terrain nécessaire à la construction du nouveau fossé d'arrosage et de ses dépendances, a été faite verbalement et sans qu'ils connussent au juste l'étendue du sacrifice qui en résulterait pour eux, le soussigné serait d'avis qu'on leur fît régulariser cette offre qui peut être prise en considération dans le jugement à intervenir.

Avignon, 9 août 1853.

Signé : BOUVIER.

---

§ III. — Jugement dont est appel

En ce qui touche la nullité du rapport d'expertise :

Attendu que l'inobservation d'une formalité n'entraîne la

nullité de l'acte, qu'autant qu'il s'agit d'une formalité substantielle ou expressément prescrite à peine de nullité ;

Attendu que, d'une part, l'obligation imposée par l'article 317 du Code de procédure civile à l'expert ou à l'un des experts d'écrire de sa main la minute du rapport n'est pas substantielle, puisqu'il est évident qu'un rapport peut exister et mériter la confiance de la justice, bien qu'il ait été écrit par une main étrangère, si, d'ailleurs il ne s'élève aucun doute sur ce point que le rapport est bien l'œuvre de celui qui avait été chargé de l'opération expérimentale ;

Que, dans la cause, non seulement le caractère honorable de l'expert, M. Bouvier, sa signature apposée au bas de la minute, les explications par lui données à ce sujet au magistrat taxateur, l'importance et le mérite du travail ne permettent pas d'attribuer ce rapport à un tiers ; mais encore la partie même qui en demande la nullité n'allègue pas qu'un autre que M. Bouvier en soit l'auteur : elle s'est bornée à invoquer le moyen dans ses conclusions, sans le développer en plaidant ;

Attendu, d'autre part, que l'article 317 précité n'exige pas, à peine de nullité, que le rapport soit écrit par l'expert ou l'un des experts ; que dès lors il n'y pas lieu d'annuler le dit rapport ;

En ce qui touche le fond :

Attendu que le rapport d'expertise indique deux passages, l'un à l'est, l'autre à l'ouest, des propriétaires de la dame de Villèle, pouvant servir tous deux à conduire les eaux du canal de la Durançole à travers les dites propriétés, pour arroser celles des demandeurs, et signale le plus ou le moins de convenance de chacun des deux passages, en laissant au Tribunal le soin de choisir ;

Attendu que la dame de Villèle, au principal, refuse les deux passages, sous prétexte qu'il n'y a pas assez d'eau dans le canal de la Durançole pour elle et pour les demandeurs ; mais que la suffisance de l'eau est établie par le rapport et ne peut être raisonnablement contestée ;

Attendu que, subsidiairement, la dame de Villèle concède le passage à l'ouest, et soutient que le passage ne peut être pris à l'est, parce qu'il faudrait, contrairement à la loi, que les demandeurs usassent en commun avec elle d'une martellière et d'un fossé qui lui sont nécessaires actuellement pour l'irrigation de ses propriétés ;

Attendu qu'en cet état, il y a lieu pour le Tribunal de rechercher, en droit et en fait, lequel des deux passages doit être accordé ;

Attendu, en droit, que la loi du 29 avril 1845, en accordant à tout propriétaire la faculté de conduire les eaux dont il peut disposer à travers les fonds intermédiaires, moyennant une indemnité, n'a excepté de cette servitude que les maisons, cours, parcs et enclos attenant aux habitations ;

Attendu que cette exception a eu pour but de protéger, non pas une certaine nature de propriété, mais bien le domicile, la résidence personnelle, que le législateur a toujours entourés d'un respect religieux ;

Que ce serait donc méconnaître l'esprit et même violer les termes de la loi de 1845, que d'appliquer cette exception à des ouvrages d'art qui ne s'y trouvent pas nommément compris, et qui ne touchent pas à l'habitation du propriétaire ;

Qu'il importe peu que ces ouvrages soient destinés à l'irrigation du fonds servant ; car on pourrait voir, au contraire, dans cette circonstance, un motif de plus de les soumettre à la servitude, puisque, en les employant à arroser de nouveaux terrains, il serait possible quelquefois d'obtenir des économies notables, et, par conséquent, d'étendre, dans de plus larges limites, les bienfaits de la nouvelle législation ;

Qu'à la vérité, le Tribunal doit éviter de rendre les ouvrages d'art communs entre plusieurs propriétaires, lorsqu'il existe d'autres moyens de conduire les eaux ; mais que, si l'arrosage n'est possible ou commode qu'en usant des travaux déjà faits, il convient de donner satisfaction au propriétaire qui veut arroser, sauf à apprécier d'une manière plus favorable l'indemnité due au propriétaire qui cède le passage ;

Que c'est alors le cas de se conformer à l'article 4 de la loi précitée, qui recommande, en prononçant sur les contestations relatives à l'établissement de la servitude, à la fixation du parcours de la conduite d'eau, de ses dimensions et de sa forme, de concilier l'intérêt de l'agriculture avec le respect dû à la propriété ;

Attendu qu'en fait le rapport d'expertise prouve que, pour conduire les eaux par le passage de l'ouest, ainsi que le propose l'expert dans la seconde hypothèse de son rapport, il faudrait d'abord faire un très long circuit de l'est à l'ouest, de l'ouest au nord et du nord à l'est, ensuite changer la pente naturelle des eaux et les tenir considérablement élevées dans le canal de la Durançole au moyen d'un barrage, en même temps qu'on les retiendrait dans leur lit à cette hauteur anormale par des travaux importants destinés à les empêcher de se répandre dans les terres et le chemin public qui bordent le dit canal ; enfin, les ramener à l'est par une autre contre-pente qui exigerait les mêmes précautions ;

Attendu que, dans des conditions pareilles, l'arrosage ne pourrait s'effectuer qu'au prix de sacrifices pécuniaires hors de proportion avec les résultats désirés, et occasionnerait trop souvent aux riverains des dommages dont la réparation deviendrait une charge trop lourde pour les demandeurs ;

Attendu que le passage par l'ouest obligerait toujours les eaux à venir se jeter dans le fossé qui longe à l'est le chemin public dit de Château-Blanc et la propriété de la dame de Villèle, puisque c'est par là seulement que l'irrigation des diverses propriétés des demandeurs est possible. Or, il serait peu équitable de forcer les demandeurs à faire un circuit de 700 à 800 mètres inutilement, ou, du moins, uniquement pour éviter de passer par la martellière et le fossé de la dame de Villèle.

Attendu que les dépenses et les incommodités de ce circuit peuvent d'autant moins être imposées aux demandeurs, qu'en réalité le fossé où doivent arriver les eaux après s'être dirigées à l'ouest, de l'ouest au nord et du nord à l'est, n'est que la continuation du fossé de Madame de Villèle et n'est éloigné de la martellière que de 340 mètres, de sorte qu'il y aurait toujours, entre la dame de Villèle et les demandeurs, une sorte de communication pour ce fossé, qui sert à assurer la fuite des eaux ;

Attendu que, si l'on examine le passage des eaux par l'est, tel qu'il est indiqué dans la première hypothèse du rapport, on reconnaît qu'il offre plusieurs avantages précieux : les eaux iront en droite ligne de la martellière dans le fossé au lieu de faire un immense contour ; elles suivront leur pente naturelle, au lieu de violer deux fois cette pente ; elles parcourront trois fois moins de trajet ; elles n'exigeront aucun travail d'art, tandis que le passage à l'ouest obligerait les demandeurs à faire, dans toute l'étendue du parcours, des remblais coûteux et dangereux pour les riverains ; il y aura donc économie de temps, d'argent et de terrains ;

Attendu, enfin, qu'il n'est pas dénié qu'avant le procès actuel et depuis un temps immémorial, les demandeurs ont usé du passage de l'est et de la martellière pour l'irrigation de leur propriété ;

En ce qui touche les conclusions subsidiaires de la dame de Villèle,

Attendu, d'une part, que l'expertise demandée ne produirait aucun résultat sérieux, puisque, en supposant qu'Athénosy touchât le canal de la Durançole et pût arroser sa propriété sans traverser celle de la dame de Villèle, il n'en serait pas de même des autres demandeurs, dont les intérêts doivent être pris en considération par le Tribunal ;

Attendu, d'autre part, qu'il n'est pas possible que l'arrosage ait lieu de l'ouest à l'est, même pour Athénosy, puisque la situation des lieux s'y oppose, les eaux ne pouvant couler contrairement à leur pente naturelle ;

Attendu que l'enquête serait également frustratoire ; car, en supposant encore que les demandeurs eussent arrosé et arrosassent aujourd'hui par l'ouest, il est certain, d'après le rapport, qu'ils n'ont pu arroser qu'incomplètement et incommodément, à cause de la pente contraire ;

Attendu que, le passage à l'est de la propriété de la dame de Villèle devant porter quelque atteinte au libre exercice de ses droits, quant à la martellière, au fossé et aux eaux, et même en diminuer l'étendue, il est de toute justice que l'indemnité soit proportionnée au préjudice souffert ;

Attendu que la martellière, le fossé et les eaux devant être communs désormais entre la dame de Villèle et les demandeurs, il est juste de régler d'avance le mode selon lequel les communistes en seront pour l'irrigation de leurs propriétés ;

Que le Tribunal puise le droit de faire ce règlement dans l'article 645 du Code Napoléon, ainsi que dans l'article 4 de la loi du 29 avril 1845 ;

Attendu que, dans le règlement à faire, il est également juste de tenir compte et de la situation supérieure de la propriété de la dame de Villèle eu égard à celle des demandeurs, et de l'antériorité de ses droits quant à l'arrosage, et du caractère exclusif et illimité de sa jouissance par rapport à la martellière, au fossé et aux eaux ;

Attendu, enfin, en ce qui touche les dépens, que les parties succombent respectivement sur divers faits ;

Par ces motifs, ouï les parties et le Ministère public, statuant en matière ordinaire et en premier ressort, le Tribunal rejette le moyen de nullité invoqué contre le rapport d'expertise;

De même suite, sans s'arrêter aux conclusions tant principales que subsidiaires de la dame de Villèle, autorise les demandeurs à dériver les eaux du canal de la Durançole pour l'irrigation de leurs propriétés, en les faisant passer par la martellière et le fossé qui appartient à la dame de Villèle et qui sont placés à l'est des propriétés de la dite dame, le long du chemin dit de Château-Blanc,

Ordonne que les demandeurs jouiront des eaux du canal, de la martellière et du fossé, les jeudi, vendredi et samedi de chaque semaine, et seulement pendant la saison des arrosages;

Ordonne que, pendant le temps où les demandeurs auront l'usage des eaux, ainsi qu'il vient d'être réglé, la dame de Villèle sera tenue de laisser le libre usage de sa martellière et du fossé pour l'irrigation des propriétés des dits demandeurs, qui auront une clé ouvrant la martellière, mais à la charge de ne s'en servir que dans le temps ci-dessus fixé;

Condamne les demandeurs à payer à la dame de Villèle la somme de douze-cents (1.200 fr.) francs pour l'indemnité à laquelle elle a droit;

Fait masse des dépens qui seront supportés moitié par les demandeurs, moitié par la dame de Villèle;

Ainsi fait et prononcé en audience publique, au Palais de Justice, à Avignon, le 20 décembre 1853;

Présents: MM. F. Germanes, président, Guiraud et Monier des Taillades, juges; concluant, M. Peyron, substitut de M. le Procureur impérial.

Pour extrait,

Th. Boyer, avoué.

TABLE DES MATIÈRES